우리가 몰랐던

# 냉기제거 반신욕

놀라운 건강습관

우리가 몰랐던
# 냉기제거 반신욕
놀라운 건강습관

신도 요시하루(의학박사) 지음 | 고선윤 옮김

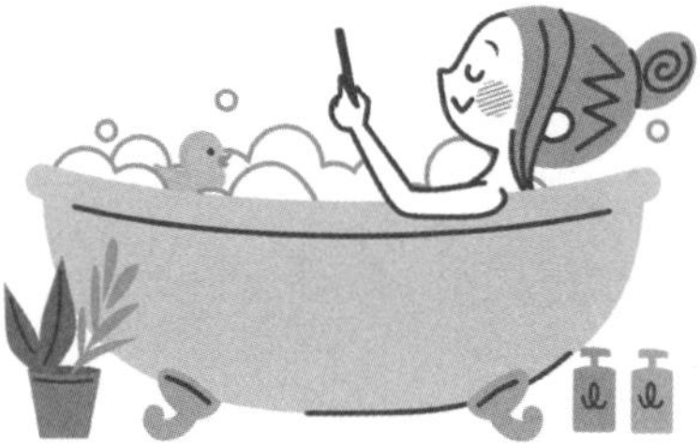

중앙생활사

## 추천의 글 ①

요즘 목욕탕이나 찜질방에 가면 너나 없이 배꼽 밑 하반신을 더운 물에 담그는 반신욕을 하는 풍경을 보게 되는데, 일본에서 시작한 '냉기제거(히에토리)' 반신욕 건강법이 우리나라에서 크게 유행하게 된 데는 다음과 같은 사연이 있습니다.

몇 해 전 일본에서 미지의 방문객이 나를 찾아왔습니다. 교포 여류사업가 정명미鄭明美(냉기제거 건강법 도라지회 대표) 씨인데 한국에서 자연요법의 일인자를 수소문했더니 누가 나를 만나보라고 했다는 것이었습니다.

원래 건강이 나빠 병약한 몸으로 고생하던 중 '냉기제거'를 알고부터 몰라보게 건강이 좋아져서 그 신기한 효험을 자신만 알고 있기보다 고국의 동포에게 알리고 싶어서 나를 찾게 되었다고 합니다.

인품이 순수하고 남을 돕고자 하는 뜻이 갸륵해 보여서 첫인상에 호감을 느낄 수 있었습니다. 내가 가지고 있던 신도 요시하루進藤義晴의 원서를 보여주면서 "이걸 말하는군요. 나는 이것을 두한족열頭寒足熱 건강법이라고 하여 평소에 실천하고 있고 남에게도 권해오고 있습니다"라고 했더니, "과연 선생님은 모든 건강법을 다 잘 알고 계시는군요" 하며 반색했습니다. 그리고 자신은 신도 박사의 제자로서 원서의 한국어판을 출간하고자 하니 도와달라고 했습니다.

그 후 나는 정 여사를 우리나라 대체의학계의 대부격인 전세일全世一 박사에게 소개했습니다. 전 박사는 그 무렵 대체의학 학술발표를 준비, 주관하고 있었습니다. 나도 발표자로 예정되어 있었는데, 나보다는 정 여사에게 체험담을 발표할 수 있게 기회를 주고 싶다는 뜻을 주최측에 건의했더니 심의 끝에 그 건의가 받아들여졌습니다.

2002년 4월 13~14일 연세대학교 의과대학 대강당에서 개최된 심포지엄에는 대체의학 전문가 500여 명이 참가했습니다. 우리말을 못 하는 관계로 통역을 통해 발표한 정명미 씨의 체험담은 뜻밖에 대성공을 거두었습니다.

그때부터 '냉기제거'가 많은 사람에게 회자되고 관심을 끌게 되었고, 정 여사는 고국에서 많은 지인들이 생기고 여기저기서 강연 요청을 받게 되었습니다. 그중에 한 목사님은 정 여사에게 배운 냉기제거 건강법으로 아버지의 말기 간암이 기적적으로 치유되고, 노인들의 중풍, 치매는 물론 어린이의 아토피도 나았다며, 그분의 설교에서는 냉기제거가 빠지지 않는다는 일화도 있습니다.

그런 소문이 퍼져 〈중앙일보〉 홍혜걸 기자가 정 여사의 소개로 일본에 가서 냉기제거 건강법의 창시자인 신도 박사를 방문 취재하여 특집으로 크게 보도하였고, 이어서 KBS TV 〈생로병사의 비밀〉에 거듭 방영되어 냉기제거 반신욕 건강법이 일대 선풍적인 붐을 일으키는 계기가 되었습니다.

그러한 경위에 대해서 나는 신도 박사에게 그의 애제자인 정 여사의 활약상을 평가하고 경하하는 편지를 보냈더니, 다음과 같은 요지의 장문의 답장을 보내왔습니다.

자신은 의과대학에서 서양의학을 전공한 의사로서 이비인후과 전문의가 되었고, 전쟁 때는 군의관으로 전쟁터에 나가서 부상자를 많이 돌보았지만, 서양의학의 한계와 무력을 통감하여 그 후 다시 동양의학을 공부해 질병 치료를 의사나 약에 의존하지 않는 건강법을 찾게 된 것이 '냉기제거 건강법'이라고 소개했습니다.

그리고 일본이 과거에 한국을 침략하여 한국 민족에게 큰 고통을 준 데 대해서 가해자로서 속죄를 하지 못했는데, 자신은 일본인의 한 사람으로서 죄책감을 갖고 있다면서 '냉기제거 건강법'이 한국 국민의 건강생활에 조금이라도 도움이 되고, 나아가 세계 평화와 인류의 건강에 기여하게 된다면 그 이상 바랄 수 없는 큰 은혜이고 보람으로 여기겠다는 취지의 글이었습니다.

신도 박사의 일관된 정신은 언제나 자신보다는 남에 대한 배려를 우선하여 생각하고 실천하는 진정한 구도자의 모습을 짐작할 수 있게 하였습니다.

기준성(한국자연식협회 회장)

## 추천의 글 ②

최근에는 전세계적으로 보완대체의학의 붐이 고조되고 있습니다. 보완대체의학이란 서양의학을 제외한 그 이외의 다양한 정통의술과 수없이 많은 민간요법을 통틀어 일컫는 말입니다. 물론 의료제도가 이원화되어 있는 우리나라에서는 서양의학과 한의학 둘 다 정통의학이고 그 나머지 요법들을 대체의학으로 간주합니다.

골반 뼈를 떼다가 허리에 붙여준다거나 절단된 발을 무릎에 붙여주는 희귀한 수술은 정통의학이라고 하고, 밥을 제대로 먹는 법을 가르쳐주면 이를 대체의학이라고 간주하는 이상한 세상에 우리는 살고 있다는 생각이 듭니다.

여태까지는 '병 중심의 의학'이었지만 이제는 '건강 중심의 의학'으로 그 축이 옮겨가고 있습니다. 병이 생기는 것을 미연에 방지하거나, 있는 병을 찾아내거나, 찾아낸 병을 없애주는 것이

‘병 중심의 의학’이라면, 기존에 가지고 있는 건강을 계속 유지하거나, 지금의 건강보다 더 질이 좋은 건강으로 증진시키려고 하는 것이 ‘건강 중심의 의학’이란 뜻입니다.

흔히 사람의 상태는 건강, 불건강, 그리고 병의 세 단계로 나누어 생각하곤 합니다. 특히 건강과 병의 중간 단계인 불건강은 건강을 잃었지만 아직 병은 아닌 미병未病의 상태를 말합니다. 이러한 미병의 상태를 잘 다스려서 질병이 발생하지 않도록 예방해주고, 건강을 유지 증진시키는 것이 대체의학의 중요한 역할이기도 합니다.

우리의 건강을 해치는 데에는 3가지 요인이 있습니다.

첫째는 해선 안 될 것을 하는 일이고, 둘째는 해야 될 것을 하지 않는 일이며, 셋째는 한다고는 하는데 제대로 하지 않는 일입니다. 한마디로 얘기해서 ‘제대로 하는 것’이 건강의 비결이라는 뜻입니다.

현재 많은 사람들이 환자의 몸으로 고생하고 있고, 의료계에서는 한계점에 부닥쳐 고민하고 있는 것이 소위 만성 성인병입니다. 건강을 잃은 모든 사람들은 “내가 자신의 건강을 위해 무엇을 할 수 있을까?”에 대해 매우 궁금해하고 있습니다.

이러한 시점에 일본 의사 신도 요시하루進藤義晴 박사의 저서가 우리말로 번역되어 나오는 것은 참으로 반가운 일이 아닐 수 없습니다.

이 책에서 저자인 신도 박사는 우리 몸 안에서 음기와 양기의 불균형, 특히 음기의 축적이 많은 병의 원인이 된다는 점과, 건강을 유지하려면 음기인 냉기를 우리 몸에서 제거해야 한다고 역설하고 있습니다. 이러한 냉기제거는 올바른 생활습관을 통해서 이루어질 수 있으며, 올바른 생활습관을 갖기 위해서는 올바른 마음가짐이 무엇보다도 중요합니다. 이때 올바른 마음가짐이란 눈앞에 보이는 병만을 치유하려고 애쓰지 않으며, 더 넓고 큰 눈으로 지구와 우주, 그리고 온 인간을 사랑하는 마음이라고 강조하고 있습니다.

한마디로 이 책은 우리가 막연하고 산만하게 알고 있던 '냉기제거 건강법'에 대한 지식을 잘 정리해주고 있고, 잘 모르고 있던 사실을 새롭게 일깨워주고 있으며, 여태까지 잘못 알고 있던 상식을 제대로 알려주고 있습니다.

즉, 건강에 관한 상식을 나열하는 책이 아니고, 내가 스스로 행할 수 있는 1일 건강생활의 지침서입니다.

전세일(한가족요양병원 병원장)

## 추천의 글 ③

나는 고령으로서는 관계하는 일이 좀 과중한 편이어서 친구들이 건강을 염려해주는 형편입니다.

그런데 정명미鄭明美 여사로부터 신도 박사의 건강법을 소개받아 반신욕을 계속해온 결과, 건강이 좋아져서 날마다 하는 일에도 능률이 향상되고 있습니다. 참으로 다행스런 일이라 생각하여 주위의 친구들에게도 반신욕을 권하고 있습니다.

서영훈(전 대한적십자사 총재)

## 추천의 글 ④

반신욕을 통한 냉기제거는 가장 손쉽고 안전하게 실천할 수 있는 건강법입니다. 아울러 반신욕의 기본 원리인 두한족열은 24시간 내내 지켜야 할 건강원칙입니다.

서양의학을 전공한 의사로서 반신욕을 창안한 신도 박사는 이 책에서 냉기제거와 두한족열에 대해 상세히 소개하고 있습니다. 아무쪼록 이 책이 국민 건강에 많은 도움을 주길 바랍니다.

홍혜걸(의학채널 비온뒤 대표)

## 책을 내면서

냉기제거에 관한 두 번째 책을 출판하게 되었습니다. 의사와 약에 의지하지 않고, 냉기제거 건강법으로 진정한 건강을 얻는 사람들이 늘어나고 있다는 사실은 참으로 기쁜 일입니다.

내가 병원 근무를 그만두고 냉기제거 건강법을 시작한 이유에 대해서는 다른 책에서 이미 자세하게 기록하였으므로 여기서는 생략하겠습니다. 냉기를 치유하는 건강법의 기본은 바른 생활과 바른 마음가짐입니다. 바른 마음가짐이란 '자기중심적인 생각'이 아니라 남을 먼저 생각하는 마음입니다.

그런데 세상을 둘러보면 이런 기본이 크게 망가져 있습니다. 꽃가루 알레르기, 암, 천식 등 요즈음 특히 많은 병의 원인을 쫓아가 보면 모두 '자기중심적인 생각'으로 이어집니다. '나만 즐겁다면', '나만 돈을 번다면', 이런 생각이 자연을 파괴하고 사람의 몸과 마음을 해치고 있습니다.

이런 상태가 이어진다면 지구는 사람들이 살 수 없는 별이 됩니다. 이상기후나 환경호르몬은 모두 천재天災가 아니라 인재人災입니다.

이런 위기에서 벗어나기 위해서는 세상 모든 일을 포괄해서 전체적으로 파악하고 대처해야 합니다. 의학은 단순히 눈앞에 보이는 병을 치유하는 것만으로는 안 됩니다. 더 넓고 큰 눈으로 지구와 우주, 그리고 인간을 생각해야 합니다.

내가 주장하는 포괄과학包括科學은 이런 생각에서 비롯된 것입니다. 이 책에서는 포괄과학의 견지에서 냉기제거 건강법을 얘기하고 있습니다.

또 하나 지금 많은 관심을 가지고 있는 것은 어린이에 대한 생각입니다. 참을성 없고 제멋대로 행동하는 아이들이 많아지면서 사회적 파장이 큰 사건들이 많이 발생하고 있습니다. 그래서 일반 육아서에는 없는 육아의 기본에 대해 기술해보았습니다. 인간을 병으로부터 해방시키는 것도, 아이들의 마음을 치유하는 것도, 모두 냉기제거 건강법으로 가능합니다.

나만을 생각하는 마음을 버리고 이웃과 손을 잡고 남을 먼저 생각하는 마음을 가져야 합니다. 바른 마음을 가지고 바른 생활을 하고 몸도 마음도 건강하다면 황폐해진 자연은 본래의 모습을 찾을 것이고, 아이들도 건강하고 바른 마음을 가진 사람으로 자랄 것입니다.

냉기제거 생활의 기본은 반신욕, 양말 겹쳐 신기, 하의는 두껍게 입고 상의는 얇게 입기, 밥 꼭꼭 씹어 먹기, 식사는 조금 모자라게…… 이런 것들입니다. 이것을 실행하고, 몸을 건강하게 해서 마음의 냉기도 제거한다는 굳은 의지를 가진다면 당신도, 사회도, 자연도 건강해질 것입니다.

신도 요시하루(進藤義晴)

# 차례

## 2장 몸과 마음의 냉기를 제거하는 방법

3장

## 냉기제거를 위한 7가지 생활요법



4장

## 냉기를 제거하는 건강식과 먹는 방법

5장

## 냉기제거로 치유할 수 있는 병

## 6장 포괄과학이 말하는 냉기제거 건강법

## 7장 온 가족이 실천하는 냉기제거 육아법

1장

# 만병을 치유하는 냉기제거 건강법

냉기는 자연치유력의 기능을 손상시킵니다.

냉기를 제거하면 자연치유력이 강해집니다.

◇◆

# 냉기를 제거하면 만병이 낫는다

동양의학에는 기의 흐름이라는 것이 있습니다. 음기와 양기가 온몸 구석구석 빠짐없이 잘 돌아야 건강합니다. 그것이 잘 돌지 못하고 어느 한 군데 정체하면 병이 됩니다.

기에는 음기와 양기가 있는데, 음기는 위로 올라가고 양기는 밑으로 내려갑니다. 이렇듯 기가 온몸을 빙글빙글 잘 돌아야 건강을 유지할 수 있습니다.

그런데 음기와 양기에는 또 하나의 성질이 있습니다. 음기는 찬 곳을 좋아하고 양기는 따뜻한 곳을 좋아합니다.

발이 차고 상반신이 따뜻하면 양기는 위에서 밑으로 내려가지 못합니다. 밑으로 내려가면 차기 때문이지요. 반대로 음기는 위로 올라가지 못합니다. 위쪽이 뜨겁기 때문입니다. 올라가야 하는데 올라가기 싫고, 내려가야 하는데 내려가기 싫으면 기의 흐름이 정체되고 병이 생깁니다.

이렇게 몸의 아래위쪽에 온도차가 만들어진 상태를 '냉기'라고 합니다. 냉하면 혈관이 수축하고, 혈관이 수축하면 혈액의 흐름이 나빠집니다.

이것은 당연한 이야기입니다. 동맥에서 충분한 혈액이 오지 않으면 내장의 세포와 손발의 근육세포 등에 필요한 산소와 영양분을 전달하지 못합니다. 이것이 병의 원인이 됩니다.

토끼를 대상으로 피의 흐름이 나빠지는 것을 한눈에 볼 수 있는 실험을 한 예가 있습니다. 냉기가 있으면 혈관이 경련을 일으키고 수축합니다. 혈관이 수축하면서 가늘어지는 것을 의학용어로 '스파스무스spasmus 또는 spasm(경련, 발작)'라고 합니다.

토끼 귀의 모세혈관을 현미경으로 볼 수 있는 장비를 설치합니다. 말초혈관으로 가면 8미크론 정도의 적혈구가 지나는 길만 있기 때문에 적혈구가 일렬로 흐르는 것이 보입니다. 토끼에게 담배 연기를 뿜으면 혈관이 갑자기 수축되고 가늘어져서 정체하는 것을 볼 수 있습니다. 그러므로 냉기가 있으면 피의 흐름이 나빠진다는 사실은 명백합니다.

냉기를 방지하기 위해서는 상반신은 차게 하고 하반신은 따뜻하게 해야 합니다. 현재 병으로 고생하는 분들은 냉기를 제거해서 몸에서 병의 독을 배출해야 합니다.

◇◆

# 냉기는 건강을 해치는 큰 방해꾼이다

냉기는 피의 흐름을 나쁘게 하고 병의 근원을 만드는 매우 무서운 적이라는 사실을 어느 정도 이해했을 거라고 생각합니다. 발의 냉기는 물리적으로 냉해지는 경우도 있지만, 정신적으로 냉해지는 경우도 있고 음식으로 냉해지는 경우도 있습니다.

그러므로 그 악순환을 차단하기 위해서는 두한족열頭寒足熱을 생각해야 합니다. 감정을 조절하는, 이른바 자기중심적인 생각을 버리면 됩니다.

몸이 냉해지면 혈관이 수축된다는 것은 서양의학에서도 알고 있는 사실입니다. 혈관이 수축되면 바로 정체가 일어납니다. 이것을 '슬러지sludge'라고 합니다.

슬러지란 하수벽 등에 달라붙은 진흙과 같은 것입니다. 이런 진흙이 침전되는 것입니다. 동양의학에서는 이것을 '오혈惡血'이라고 합니다. 이런 것이 생기는 것은 하반신을 차게 하기 때문입니다.

따라서 이런 것이 생기도록 놔두면 안 됩니다. 혈액이 충분히 돌지 못하면 영양분은 물론이고 내보내야 하는 노폐물의 배출이 나빠져서 내장의 상태가 나빠집니다.

그런 상태가 더 나빠지면 암세포가 생깁니다. 암세포는 사람의 몸속에 늘 생기는 것입니다. 그러나 다른 건강한 세포보다는 수명이 짧기 때문에 먼저 망가지고 없어집니다. 그러므로 새로운 암세포를 지속적으로 만들지 않는다면 암은 커지지 않고 사라집니다.

그런데 암세포가 많이 만들어지면 더 이상 수습할 수 없어지고 암은 커다란 덩어리가 됩니다. 하지만 암이 생겼다고 해서 두려워할 필요는 없습니다. 생기는 원인을 차단하면 암은 소멸됩니다. 생기는 원인이 그대로 남아 있는데 단순히 암을 잘라내고 항암제나 방사선으로 부순다고 해서 안심할 수는 없습니다.

다른 병의 경우도 마찬가지입니다. 이를테면 강물이 쓰레기와 오염물로 더러워져 있을 경우 열심히 쓰레기를 줍고 정화제를 뿌린다고 해도 한순간의 일일 뿐입니다. 근본적으로 깨끗하게 만들 수는 없습니다. 오염의 근원을 단절해야 합니다.

사람의 몸도 마찬가지입니다. 냉기가 있으면 몸이 치유되는 것을 방해하기 때문에 먼저 냉기를 제거해서 방해물을 없애야만 저절로 치유됩니다.

◇◆

# 냉기를 제거하면 자연치유력이 극대화된다

우리 몸은 스스로 몸을 치유하고자 하는 자연치유력을 가지고 있습니다. 그런데 냉기가 있으면 자연치유력이 기능하지 않습니다. 자연치유력이 충분히 기능할 수 있도록 하면 놀라울 정도로 잘 치유됩니다.

이를테면 심한 화상(3℃ 화상)은 피부를 오므라들게 해서 현재 의학의 힘으로는 치유할 수 없습니다. 켈로이드keloid 상태가 되므로 이것을 치유한 예는 없습니다.

피부이식은 틈에 뭔가를 삽입하는 것으로, 실질적으로는 치유된 것이 아닙니다. 잘라진 다리를 이은 정도로 생각할 수 있습니다. 그런데 이것이 깨끗하게 치유된 예가 있습니다.

3세 때 발등에 화상을 입고 그 이후 발가락이 구부러져 신발을 신지 못하는 사람이 있었습니다. 그런데 60세가 지난 후에 나를 만나서 냉기제거를 시작하자 피부가 점점 부드러워져서 구부러짐이 펴지고 구두를 신을 수 있게 되었습니다.

3℃ 화상의 피부는 병리학적으로 말해서 상피세포가 한 층밖에 없는 반질반질한 거울과 같은 피부가 됩니다. 그 아래에 엷은 혈관이 투명하게 비치는데, 그런 피부가 보통의 주름이 잡힌 피부로 바뀌었습니다.

이런 호전 상황은 아무도 본 적이 없을 것입니다. 이토록 자연치유력은 대단합니다. 몸은 원래의 상태로 되돌아가고 싶어 합니다.

또 50세가 넘은 하루코 씨는 20세 때 양쪽 난소 대부분을 떼어내어 생리가 없고 유방도 크지 않았습니다. 이런 상태의 사람이 40세가 지나서 냉기제거를 시작했습니다. 엄청난 명현瞑眩 현상(장기간에 걸쳐 나빠진 건강이 호전되면서 나타나는 일시적 반응)과 싸우는 사이에 건강해졌을 뿐 아니라, 다시 생리가 시작되었습니다. 가슴도 커졌습니다. 정말 기적입니다.

보통 사람들이 생리가 없어질 시기에 다시 시작되었다는 것은 수술로 제거한 난소가 재생되었음을 의미합니다. 그만큼 재생력, 즉 자연치유력은 엄청나다고 말할 수 있습니다.

냉기를 제거하고 자연치유력이 왕성해지면 그만큼 질병에 대한 저항력이 커지고, 질병에 걸렸더라도 쉽게 퇴치할 수 있습니다.

◇◆

# 냉기를 제거하면 알레르기도 없어진다

피의 흐름이 나쁘다는 것은 산소와 그밖의 영양이 몸의 말초기관에 전달되지 않는다는 것입니다.

그리고 동시에 그 말초기관의 세포가 활약하면서 발생한 이산화탄소와 각종 노폐물이 빠져나가지 않게 됩니다. 좋은 것이 들어오지 않아서 나쁜 것이 머물게 되므로 세포의 기능은 매우 떨어지거나 변질됩니다.

이를테면 소고기를 먹었을 때 그 소고기의 단백질이 그대로 소장의 막을 통과하면 알레르기의 원인이 됩니다. 그래서 그냥 통과하지 못하도록 되어 있습니다. 모두 분해되면 아미노산이 되고 그것이 소장의 벽을 통과해서 혈관으로 들어간 다음 다시

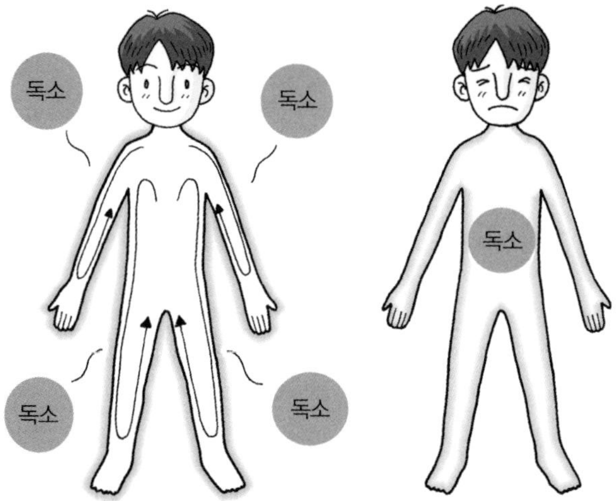

냉기를 제거하고 피의 흐름을 좋게 해서 나쁜 것이 머물지 않도록 한다.

간장을 통과해 몸속에서 합성됩니다. 그리고 사람에게 필요한 단백질이 됩니다.

그런데 그 기능에 이상이 생기면 나쁜 것까지 통과시킵니다. 화학비료로 재배된 야채나 쌀, 콩 등을 먹으면 화학비료의 성분이 들어 있는 아미노산까지 몸속으로 들어오게 됩니다.

그리고 소나 돼지, 닭을 기를 때 빨리 살찌게 하기 위해서 사료 속에 약을 씁니다. 또 육질을 부드럽게 하기 위해서 여성 호르몬을 이용하는 일도 있습니다. 항생물질도 먹입니다.

이런 나쁜 것들이 몸속에 들어오면 그 이상한 것에 반응해서 각종 현상을 일으키는데, 이것이 바로 알레르기입니다. 아토피나 천식도 마찬가지입니다.

이런 알레르기를 일으키지 않게 하기 위해서는 냉기를 없애고 혈액의 흐름을 좋게 하여 체내에 나쁜 것이 머물지 않게 해야 합니다.

◇◆

# 냉기제거를 잘하는 것은 독소 배출을 잘하는 것이다

"그토록 건강했는데 갑자기 쓰러지다니……"라는 말을 들으면서 세상을 떠나는 사람이 있습니다. 그만큼 독소가 많이 쌓였기 때문입니다. 한편 감기에 자주 걸리거나 설사를 해서 독소를 바로 배출하는 사람도 있습니다.

"저 사람은 몸이 약하니 오래 살지 못할 거야."

이런 말을 듣는 사람이 오히려 장수하는 경우가 많습니다.

이것은 몸의 독을 자주 배출하기 때문입니다. 독이라는 차입금을 매번 조금씩 돌려주는 것과 같습니다. 그러지 않고 몸속에 독을 그냥 가지고 있으면 마지막에 한꺼번에 지불해야 합니다.

지금 당장 반납하라는 말을 듣고 파산하는 경우도 있습니다.

즉, 죽는 것입니다. 반이라도 돌려달라고 10년에 한 번 정도는 크게 앓는 등 액운이 드는 해가 있습니다. 그런데 한 달에 한 번씩 반환한다면 차입금이 쌓이지 않으니 오래 삽니다.

독소가 내장 속에 쌓이면 내장이 고장납니다. 오장육부 중 어느 것 하나가 고장나도 죽습니다.

그런데 몸의 기능에는 멋진 자정작용自淨作用이 있습니다. 오장육부 중 어느 하나가 고장나려고 하면 그 독소를 다른 곳으로, 오장육부가 아닌 곳으로 가지고 갑니다.

이를테면 소화기에 독이 있으면 암이나 급성 췌장염이 되기 때문에, 이를 피하기 위해서 그 독은 무릎관절로 가는 경우가 종종 있습니다.

그래서 관절의 움직임이 나빠져서 물이 차고, 더 심해지면 변형성 관절염이 됩니다. 이렇게 되면 보통은 관절을 잘라내고 세라믹이나 티탄 등의 금속으로 관절을 만들어 삽입합니다. 이것이 인공관절입니다.

그러나 인공관절로는 보통 사람처럼 뛸 수가 없습니다. 겨우 걸을 수 있을 정도입니다. 이것은 뼈가 망가진 것을 완전한 모양의 금속이나 세라믹으로 교체했을 뿐 치유된 것은 아닙니다.

관절의 통증이 심해져서 움직이지 못하게 되면 다시 관절을 교체해야 합니다. 그 이유는 근본적인 원인인 소화기가 여전히 나쁘기 때문입니다. 그러므로 이 부위를 아무리 치료해도 완치되지 않는 것입니다.

냉기가 있으면 피의 흐름이 나빠지기 때문에 독이 세포나 내장에 쌓입니다. 냉기를 제거해서 독이 쌓이지 않도록 해야 하고, 이미 쌓인 독은 곧바로 배출하도록 합시다.

독이 없어지면 자연치유력의 힘이 작용하여 망가진 관절도 정상으로 돌아옵니다.

◇◆

# 냉기제거로 독이 배출되면 모든 고통이 사라진다

냉기를 제거하면 상처가 잘 나지 않습니다. 상처란 경락(기혈이 인체를 도는 경로) 위에 생깁니다. 내장에 독이 있으면 경락 위에 이상이 생깁니다. 즉, 경락은 내장의 독을 배출하는 하수도와 같은 것입니다.

빨리 독을 배출해야 할 때는 상처 부위를 째서 출구를 넓히고 독을 배출합니다. 그러므로 상처가 난 곳을 보면 그 사람은 어느 장기가 나쁜지 알 수 있습니다. 내장의 독이 적어지면 당연히 상처가 잘 나지 않습니다.

이런 보고를 받았습니다. A씨는 자전거를 타고 횡단보도를 건너다가 신호를 무시한 채 달려오던 자동차에 치여서 10미터 정도 날아가서 떨어졌습니다. 자전거는 엄청나게 망가졌는데 그는 상처 하나 입지 않았습니다.

A씨가 평소에 냉기제거를 하지 않았다면 그 당시 죽었을지도 모릅니다. "냉기를 제거하면 행운까지 불러오나 봐요"라고 A씨가 말했듯이, 사실 몸과 마음이 좋아지면 운도 좋아지는 법입니다.

그리고 냉기를 제거하면 적응력도 강해집니다. 해외에 갔다와서도 시차 변화에 그다지 시달리지 않습니다. 변화에 대한 적응력이 강해지기 때문입니다.

또한 고산병에 잘 걸리지 않고 벌레에도 잘 물리지 않게 됩니다. 추위나 더위로 고생하지도 않습니다. 이상기후가 와도 걱정할 필요가 없습니다.

또 불규칙한 생활을 해도 몸이 그다지 상하지 않습니다. 그러므로 하루 세 끼 정해진 식사를 하고 밤에는 정해진 시간에 잠자리에 들어 8시간 푹 자고 아침 일찍 일어나야 한다는 규칙에 지나치게 얽매이지 않아도 됩니다. 그 당시의 생활에 맞추어 새벽 3시에 자고 아침 7시에 일어나도 됩니다.

하루 종일 먹지 않아도 되고, 과식만 주의하면 먹는 것에 대해서는 특별히 주의할 것이 없습니다. 그리고 비타민이나 철분이 많이 함유된 음식을 꼭 챙겨 먹어야 한다거나, 혹은 이 영양소가 부족해지기 쉬우니 영양제를 먹어야 한다거나 하지 않아도 됩니다.

보통 사람은 냉기 때문에 합성능력이 떨어져 비타민 부족 현상이 생깁니다. 그래서 체외에서 보충해야 합니다. 하지만 충실히 냉기를 제거한다면 그럴 필요가 없습니다.

필요한 것은 몸속에서 만들어집니다. 고기를 먹지 않아도 야채만으로 살이 만들어집니다. 뼈를 먹지 않아도 뼈가 만들어집니다. 우리 몸에는 이런 힘이 있습니다.

◇◆

# 발열은 독을 배출하는 현상, 반신욕으로 열을 낸다

피부의 표면은 병의 독을 배출합니다. 독의 양이 많고 출구가 좁으면 피부 밑에서 정체하고 발진이 되어서 나옵니다. 가려운 것은 '출구가 좁으니 좀 넓혀달라'는 신호이므로 긁거나 만져서 잘 나올 수 있도록 하면 됩니다. 반신욕을 하면서 탕 속에서 배출하면 좋습니다.

열도 독을 배출하는 하나의 현상입니다. '나온다'는 현상은 모두 독이 나오는 것입니다. 그 '냉기'의 독을 배출하기 위해서 몸을 데우고, 냉기제거를 하려고 열을 내는 것입니다.

이때 해열제로 열을 내리게 해서는 안 됩니다. 냉기가 사라지면 열은 자연히 내려갑니다. 열은 '내리게 하는 것'이 아니라 '스스로 내려가는 것'입니다.

제 막내딸은 이 말을 믿지 않았지만 아이들에게 강요하진 않았습니다. 그러던 어느 날 막내딸의 몸이 40℃나 될 정도로 열이 났습니다. 좋은 기회라고 생각하고 내 말을 믿게 하기 위해서 딸을 목욕탕 속으로 밀어넣었습니다.

허리 아래만 미지근한 물에 담그고 반신욕을 한 시간쯤 했습니다. 그리고 마지막으로 물을 더 뜨겁게 했습니다. 딸아이는 물속에 가만히 있는 것이 너무 지루하다고 일어서서 무릎 밑만 물에 담근 채 주변의 타일을 닦기도 했습니다. 그러자 하룻밤 사이에 40℃나 되던 열이 떨어졌습니다.

그래서 딸은 '아, 정말이구나' 하고 납득했습니다. 그래도 의심이 남아 있었던지 그 일은 우연이라고 생각한 모양입니다. 한 번으로는 믿을 수가 없다는 것이지요.

그런데 다행인지 불행인지 보름 후에 다시 열이 39.5℃까지 올랐습니다. '이건 좋은 기회다'라고 생각하고 다시 반신욕을 시도했습니다. 물론 이번에도 열이 떨어졌습니다.

그때부터 막내딸은 냉기제거 건강법의 효과를 확신하게 되었고, 요즘은 환자들에게 자신의 임상체험을 열심히 들려주고 있습니다. 물론 양말을 잘 챙겨 신고, 늘 바지를 입고 다니는 등 냉기제거를 철저히 실천하며 살아가고 있습니다.

덕분에 막내딸은 건강합니다. 사실 제 막내딸 정도만 실천해도 건강은 크게 신경 쓰지 않아도 됩니다.

종종 "냉기와 과식을 조심하십시오. 특히 당신은 과식하는 것 같군요"라고 말하면 "그것만으로 건강을 지킬 수 있습니까?"라고 되묻는 사람들이 있습니다.

주사나 물리치료를 하지 않으면 치료하는 것이 아니라고 생각하는 사람들이 많습니다. 그러나 사실은 냉기와 과식에 대해 신경 쓰는 일이 가장 중요한 치료입니다.

◇◆

# 냉기제거로 몸이 좋아지면 치석도 없어진다

냉기를 제거해서 몸이 좋아지면 세안비누로 머리, 얼굴, 몸을 씻어도 당기지 않습니다. 당기지 않는 것이 건강한 것입니다.

비누는 가능한 한 천연유지제가 좋지만, 시중에서 판매하는 보통 비누라도 물로 씻어내는 것이니 크게 신경 쓸 필요가 없습니다. 브랜드를 따질 필요도 없습니다.

고급 제품이라며 고가에 판매하거나 무공해 세제라고 광고하는 상품들 중에도 다량의 유해물질이 들어 있는 것이 있으니, 이런 것에 휘둘리지 말고 주변에서 쉽게 구할 수 있는 평범한 것을 이용하면 됩니다.

싼 것을 쓰면 피부에 염증이 생긴다는 사람도 있습니다. 그것

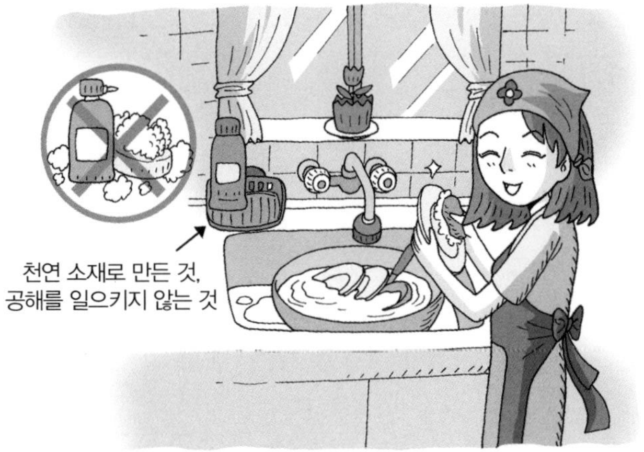


부엌 세제, 세탁용 세제는 천연 소재로 만든 것을 쓴다.

은 자신의 몸 상태가 나쁘다는 증거입니다. 건강하지 않기 때문입니다. 상품에 문제가 있는 것이 아닙니다.

사람은 몸이 건강하다면 약간의 독 정도는 충분히 견뎌낼 수 있는 힘이 있습니다. 예전에 역병이나 전염병이 유행해서 많은 사람들이 죽어갈 때도 살아남은 사람들이 있지 않았습니까.

부엌 세제, 세탁용 세제도 가능하다면 천연 소재로 만든 것을 이용하십시오.

몸이 건강하고 바른 식생활 습관을 가지면 기름을 쓰는 요리도 적어지기 때문에, 강한 세제를 쓰지 않아도 식기를 쉽게 씻을 수 있습니다.

몸이 좋아지면 치석도 없어집니다. 이를 닦는 일은 독을 배출하는 일이기도 합니다.

비누는 여름에서 가을에 걸쳐서 간혹 쓰지만 겨울과 봄에는 천으로 몸을 문지르기만 합니다. 그것으로도 충분합니다.

◇◆

# 냉기를 제거하면 숙면을 취할 수 있다

수면은 하루에 보통 8시간 정도 필요하다고 합니다. "꿈도 꾸지 않고 자야만 수면 부족이 되지 않는다"라고도 합니다. 이건 거짓말입니다. '자야 한다'고 생각하니 수면 부족이 됩니다.

내가 잠자리에 드는 시간은 대개 새벽 1시 정도입니다. 2시, 3시가 되는 날도 많지만 일어나는 시간은 항상 7시 30분입니다. 그래도 수면 부족을 느끼는 일은 전혀 없습니다. 그것은 '8시간은 꼭 자야 한다'고 생각하지 않기 때문입니다.

밤에 잠을 잘 때 몸의 독이 잘 배출됩니다. '잠을 자면 기침이 난다'는 사람이 있습니다. 이것은 독이 나오는 힘이 강해져서 기침으로 독을 배출하고 있는 것입니다. 일부러라도 기침을 하는 것이 좋습니다.

그런데 기침을 멈추게 해야 한다거나, 수면 부족이 될 것 같다거나, 힘들다고 생각하기 때문에 그것은 독이 되고 더 많은 기침이 나와서 잠들지 못합니다. 몸이 납득하는 만큼 적극적으로 독을 배출하려고 하면 기침이 멈춥니다.

좀처럼 잠을 잘 청하지 못하는 사람들이 있습니다. 당연한 일입니다. 잠을 잔다는 것은 뇌를 쉬게 하는 것인데, '잠을 자야지, 잠을 자야지'라고 생각하는 것은 뇌를 쓰는 것입니다. 그러므로 뇌가 쉬지 못합니다.

뇌를 쉬게 하지 않고 '자야지, 자야지'라고 계속 생각해서는 안 됩니다. 이와 반대로 애써 자려고 하지 않으면 자연히 잠을 청할 수 있습니다.

새벽 1시부터 3시는 중요한 시간입니다. 간장이 나쁘면 수면 상태가 나빠서 꿈을 꾸기도 하고 잠을 깨기도 합니다. 그러나 3시가 지나면 저절로 잠이 듭니다. 신경을 쓸 필요가 없습니다. 3시부터 6시까지 3시간은 잘 수 있으니 충분합니다.

냉기를 제거하면 수면시간이 길지 않더라도 깊게 잠을 잘 수 있기 때문에 그것으로 충분합니다. 아무리 많은 시간 동안 잠을 자도 얕은 잠이 이어지면 수면 부족이 됩니다. 짧은 시간이라도 깊은 잠을 자야 합니다. 깊은 잠을 잔다는 것은 뇌를 잘 쉬게 한다는 것이고, 얕은 잠을 잔다는 것은 완전히 쉬지 못했다는 것입니다.

나는 치료를 하면서 들이마신 환자의 독을 밤에 자면서 배출하고 있기 때문에 대개 한 시간에 한 번씩 화장실에 갑니다. 시계를 보고 '몇 시'임을 확인할 정도이니 완전히 잠이 깹니다. 그래도 아침에 일어나면 상쾌합니다. 그러니 수면에 관한 각종 상식에 지나치게 얽매일 필요가 없습니다.

◇◆

# 병을 치료할 때는 근본 원인을 제거해야 한다

어떤 환자가 혀 밑에 혹이 생겨서 대학병원 이비인후과를 찾았습니다. 검사 결과 전형적인 구강저종양口腔底腫瘍이었습니다. 입 안에 그런 암이 생기는 일이 있습니다.

담당의사는 그 환자의 환부가 구강저종양 증상을 모두 보이고 있어서 좋은 견본이라 생각한 모양입니다. 그 견본을 학생들을 위한 교재로 삼아 설명했습니다. 그리고 그 일부를 떼어내어 조직 표본을 만들었습니다. 환자에게는 일주일 후에 다시 오라고 했습니다.

그 후 그 환자는 내게 와서 진찰을 받았습니다. 역시 구강저종양이었습니다.

"냉기제거를 해보십시오. 과식도 하지 말고."

나는 그 환자에게 냉기제거를 하도록 했습니다.

일주일 후에 병원에 갔더니 교수가 이상하다는 표정으로 "암이라고 생각했는데 암이 아닌 것 같네요"라면서 고개를 갸우뚱했다고 합니다.

본래는 암이었는데 냉기제거를 하고 있었기 때문에 암을 만드는 몸 상태가 암을 만들지 않는 정상적인 상태가 된 것입니다.

또 한번은 머리가 아프고 어깨가 결리는 등 각종 고통을 호소하는 사람이 병원을 찾아 진찰을 받았습니다. 그 결과 모두 정상이었습니다. "당신은 건강합니다"라는 말을 듣고 집으로 돌아왔지만, 납득을 하지 못하고 나를 찾아왔습니다. 그리고 냉기제거를 시작했습니다.

그랬더니 점점 건강해지고 몸도 가벼워졌습니다. 1년 정도 냉기제거를 한 다음, 장난기가 발동한 그는 같은 병원에 찾아가서 같은 검사를 받았습니다.

그러자 의사가 깜짝 놀라면서 "여기저기 너무 나쁘군요. 죽지 않고 살아 있는 것이 의심스러울 정도입니다"라고 말했다고 합니다.

"어깨가 결립니까?"

"아니오."

"머리가 아픕니까?"

"아니오."

"피곤합니까?"

"아니오."

무엇을 질문해도 아무렇지 않다고 대답합니다. 검사 결과만 나쁠 뿐입니다.

이것은 내장 속의 독을 혈액과 소변을 통해 밖으로 내보내고 있기 때문입니다. 그러니 검사 결과가 나쁜 것은 당연한 일입니다. 그러나 독이 내장에서 나오지 않을 때는 아무리 검사해도 검사 결과는 정상입니다.

이 정도가 되면 독을 끊임없이 배출하고 있는 것이니, 자신감을 가지고 냉기제거를 계속하면 됩니다. 내보낼 독이 없어지면 검사 결과도 좋아집니다. 증상은 병이 있다는 경고입니다.

◇◆

# 냉기를 제거하면 편안한 삶을 살 수 있다

사람이 태어나고 죽어가는 이유는 무엇입니까?

태어나는 것, 나이를 먹는 것, 병에 걸리는 것, 죽는 것. 이것을 불가에서는 인간의 4가지 큰 고통, 즉 '4고四苦'라고 합니다. 석가모니는 이 '4고(생·로·병·사)'를 고민하다가 왕자의 자리를 버리고 수행을 떠났습니다.

사람은 왜 태어나는가? 그것은 영혼의 수행修行을 위해서입니다. 나이를 먹고 죽어가는 것은, 죽지 않으면 다시 태어나지 못하기 때문입니다.

불멸佛滅(음양도에서 흉하다고 하는 날)이라는 말을 모두들 싫어하는데, 불멸의 '불'이라는 글자는 원래 '물物'이라는 글자입니다.

물은 모든 것을 멸하게 한다고 합니다. 그래서 그것을 '재수없다'라면서 싫어합니다. 그러나 죽어야 다시 태어날 수 있습니다. 다시 태어난 그 다음날이 '대안大安'입니다. 그러니 불멸의 날은 오히려 축복의 날입니다.

그리고 죽는다는 것은 전체가 죽는 것이 아니라 자신의 나쁜 부분이 죽는 것이라고 생각합니다. 나쁜 것을 죽이고 좋은 것을 다시 태어나게 합니다.

내가 이것을 깨달은 것은 아직 진료를 할 때의 일입니다.

매일 진료를 하고 수행을 하다 보니 어느 날 치료 효과가 갑자기 오르는 날이 있었습니다. 그것은 대개 6일에 한 번, 불멸의 날과 일치했습니다. 불멸 때 효과가 오르는 것입니다. 처음에는 그것을 잘 몰랐지만 몇 년 전에 알게 되었습니다.

나쁜 것이 죽고 좋은 것이 다시 태어나는 것이니, 죽는 것을 너무 심각하게 생각할 필요가 없습니다. 죽을 때가 되면 죽습니다. 이것은 진실이므로 마음대로 죽어서는 안 됩니다. 자살은 자신의 운명을 무리하게 바꾸는 것이므로 절대로 용납되지 않습니다.

죽음이란 다음에 태어나기 위해서 죽는 것이므로 좋은 것인데, 왜 죽음을 무서워할까요? 그것은 바른 삶을 살고 있지 않기 때문입니다. 마음의 냉기를 제거하고 바른 삶을 살면 125세 정도까지 충분히 살다가 잠을 자듯이 편안하게 떠날 수 있습니다. 이것이 바로 진정한 죽음입니다.

칼럼

# 누구나 할 수 있는 두한족열 건강법

**하반신은 두껍게, 상반신은 얇게 입는다**

허리에서 아래, 특히 독소를 잘 배출하는 발의 복숭아뼈 밑은 양말을 5~6켤레 신어야 합니다. 그리고 면 내복을 입고 그 위에 긴 바지나 긴 치마를 입습니다. 상반신은 얇게 입습니다. 특히 팔은 독소를 잘 배출하기 때문에 반소매를 입습니다. 겨울에는 7부, 찬바람이 심하게 부는 날은 바람이 통하지 않는 긴소매를 하나 더 입습니다.

목도리는 목에서 독이 배출되는 것을 막기 때문에 좋지 않습니다. 그러나 실크 목도리는 독을 배출할 수 있습니다.

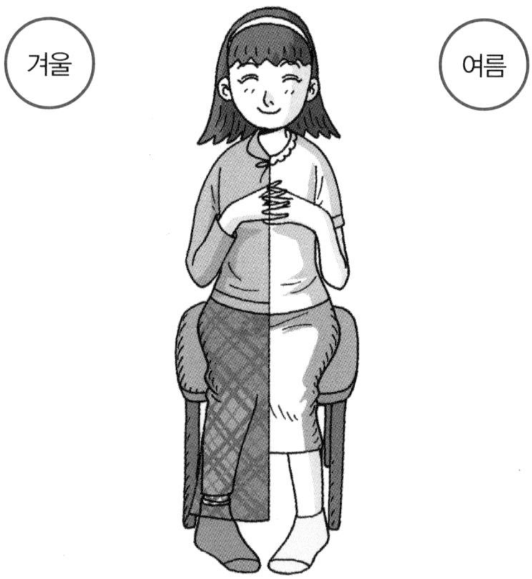

2장

# 몸과 마음의 냉기를 제거하는 방법

독이 없어지면 병이 자연히 치유됩니다.

자연치유력이 제대로 기능하기 시작합니다.

◇◆

# 몸과 마음을 다스리면 그것이 바로 약이다

세균, 알레르기, 유전, 고령화, 활성산소……. 병의 원인에 대해서 많은 말을 하지만 그것은 모두 잘못된 말입니다. 일상생활의 잘못이 바로 병의 원인입니다. 이것은 최근에 발표된 새로운 주장이 아닙니다.

한나라 때의 고전《황제내경皇帝內經》을 보면 "1년에는 사계가 있는데, 사계에는 적당한 생활방식이 있다. 그 생활방식을 잘못하면 환절기에 병이 생긴다"라는 기록이 남아 있습니다.

그리고 다른 고전에 "치료에는 상·중·하가 있는데 약이라는 것은 치료의 종류로서는 하에 해당한다"라는 말이 있습니다.

뜸, 지압, 마사지는 중에 해당합니다. 그렇다면 상은 무엇일까요? '음식 의복'이라고 기록되어 있습니다. "음식 의복, 이것이 큰 약이다"라는 문장이 있는데, 이것은 일상생활 전체라는 의미입니다.

'무엇을 먹고, 무엇을 입고, 무엇을 마시고, 어떻게 행동하는가.'

이런 일상생활을 잘못하면 병이 되기 때문에 생활을 바르게 하는 것이 건강법이고 치료법이라는 것입니다.

고전의 결론은 "몸을 다스리고 마음을 다스리는 것이 바로 약이다"라는 것입니다. 몸을 다스린다는 것은 나쁜 짓을 하지 않는 것이고, 마음을 다스리는 것은 마음을 편안하게 가지고 자기중심적인 생각을 버리는 일입니다. 즉, 자기중심적인 행위를 그만두고 마음가짐을 바르게 하는 것입니다.

이런 약 중의 약이 바로 진정한 치료법이자 건강법이라는 의미입니다. 마음가짐을 바르게 하고 나쁜 짓을 하지 않도록 항상 마음을 써야 합니다. 그렇게 기록되어 있습니다.

나는 서양의학의 의사로 출발했지만 서양의학으로는 더 이상 어떻게 할 수 없는 한계를 깨닫고, 동양의학을 배우고 뜸과 지압을 배웠습니다. 그것으로도 충분하지 않아서 어느 정도 3차원이 아닌 것까지 시도해서 최종적으로 도달한 것이 냉기제거입니다.

그리고 이런 냉기제거를 하는 동안 "몸의 냉기만 제거해서는 안 된다. 마음의 냉기까지 제거해야 한다. 마음의 냉기를 제거하는 것이 가장 중요하다"는 것을 깨닫게 되었습니다.

그렇다면 마음의 냉기를 제거한다는 것은 무엇일까요? 그것은 자기중심적인 생각을 버린다는 것입니다.

◇◆

# 자기중심적 생각을 버리고 마음의 냉기를 제거한다

바른 삶의 근본은 자기중심적인 생각을 버리는 것입니다. 나만 좋으면 된다는 생각을 버리고 '남을 위할 수 있는 사람이 되자'는 생각을 가지고 그런 삶을 사는 것입니다.

남을 위한다고 하면 사람만이 그 대상이라고 생각하기 쉽지만 그렇지 않습니다. 만물에 영혼이 깃들여 있기 때문에 자연과 주변의 모든 것이 포함됩니다. 이를테면 내 주변에 있는 것이 나의 3대 할아버지였을지도 모르기 때문에 자연만물 무엇이나 소중히 대해야 합니다.

동식물뿐만이 아닙니다. 사물은 모두 각자 사명을 가지고 이 세상에 태어났으므로 그 사명을 다해야 합니다. 사물의 사명을 일깨우고 자신의 사명이 무엇인가를 생각하여, 그 사명을 다하도록 열심히 노력하는 것이 우리 인간의 사명입니다.

학교에 가는 것도 그냥 좋은 학교에 들어가서 일류 기업에 취직하고 많은 월급을 받기 위해서, 출세하기 위해서 학교에 가는 것이 아닙니다. 자신의 사명을 다하기 위해서는 그만큼 지식과 능력이 필요하기 때문에 그것을 향상하기 위해서 학교에 가는 것입니다.

얼마 전 장수촌을 찾은 리포터의 이야기를 들었습니다. 그곳의 노인들이 말하기를, 장수의 비결은 몸을 움직이는 것이라고 했습니다. 뒹굴거리면서 하루하루를 보내면 안 됩니다. 귀찮아하지 말고 몸을 움직여야 합니다. 그것도 자신의 건강을 위해서가 아니라 남에게 뭔가 도움을 주기 위해서 몸을 움직이는 것이 중요합니다.

비만이나 운동 부족을 해소하기 위해서 조깅을 하거나 에어로빅을 하는 것은 안 됩니다. 그것으로는 효과가 없습니다. 자기중심적이기 때문입니다.

그것보다는 집 안을 깨끗하게 해야 합니다. 냉장고를 닦고 물걸레질을 하면서 몸을 움직입니다. 주변의 길을 깨끗하게 쓸고 쓰레기를 버리면서 몸을 많이 움직여야 합니다.

“나는 아무런 취미도 없고 남에게 도움이 되는 일도 할 수 없습니다”라고 말하는 노인이 있었습니다.

그러나 땅에 떨어진 빈 깡통은 누구나 주울 수 있습니다. 사람은 마음만 먹으면 어떤 일이든 할 수 있습니다.

이렇게 남을 위해서 도움이 되도록 몸을 움직여야 합니다. 이것이 마음의 냉기를 제거하는 일입니다.

◇◆

# 자기중심적 생각 4가지를 버린다

자기중심적 생각을 크게 4가지로 나눌 수 있습니다. 자기 중심적 생각이 강하면 머리에 피가 쏠리고 몸이 냉해져서 내장의 상태가 나빠집니다.

이 경우 몸 전체가 똑같이 나빠지는 것은 아닙니다. 왜냐하면 자기중심적 생각, 마음의 비뚤어짐이 사람에 따라 다르기 때문입니다. 비뚤어짐에는 '교만함, 냉정함, 이기심, 욕심'이라는 4가지 형태가 있습니다.

첫 번째는 '교만함'입니다. 다른 사람을 무시하면서 정작 자신은 남에게 무시당하기 싫어하는 마음자세로, 다른 사람의 의견을 듣지 않습니다. 고집은 모두 교만에서 나온 것이고, 교만한 사람은 간장과 담낭 부위가 나쁩니다.

두 번째는 '냉정함'입니다. 즉, 차갑다는 것입니다. 남에게 폐를 끼친다는 것을 전혀 인식하지 못하고, 남의 사정을 전혀 생각하지 않습니다. 나만 좋으면 된다고 생각하고, 마음이 차갑습니다.

'교만함'과 '냉정함'에는 감사하는 마음이 없습니다. 냉정한 마음에는 '나를 위해서 열심히 도와주었구나' 하는, 다른 사람의 고생을 생각하는 마음이 전혀 없기 때문에 감사하는 마음도 생기지 않습니다. '교만'한 마음은, 저 사람이라면 내게 이 정도의 일은 해주는 것이 당연하다고 생각하기 때문에 감사하는 마음이 전혀 없습니다.

냉정한 사람은 심장이나 혈관 계통이 나쁩니다. 소장, 물질대사, 에너지 대사도 나빠집니다. 한방에서는 삼초三焦라고 하는데, 이와 관련해서 당뇨병에 걸리기 쉽고 소화기의 병과도 연관됩니다.

세 번째는 '이기심'입니다. 즉, 나만은 안전하고 싶다는 생각입니다. 이런 사람은 안락하고 싶어서 움직이기를 싫어합니다.

그리고 항상 안심하고 싶으니 조금 배가 고프거나 목이 마르면 바로 먹고 마십니다. 굶어 죽을까 걱정하고 고생하는 것이 싫어서 먹고 마십니다. 즉, 참지 못한다는 것입니다.

움직이지 않고 먹고 마시면 어떻게 되는지 잘 아실 것입니다. 소화기가 나빠져서 비만이 됩니다. 그래서 '이기심'이 많은 사람은 소화기가 나빠집니다.

네 번째는 '욕심'입니다. 극락왕생을 하고 싶다고 생각해서 열심히 기도하는 것은 욕심입니다. 스스로 바른 삶을 살지 않으면서 극락왕생을 원하는 것은 욕심입니다.

욕심이 많은 사람은 폐와 대장이 나빠집니다. 욕심이 많으면 밖으로 잘 내보내지 않습니다. '무엇이든 가지고 싶다, 버리는 것은 싫다'라는 잠재의식이 있어서 변비로 고생합니다.

◇◆

# 비뚤어진 자세를 바로잡으면 병이 치유된다

사실을 제대로 알려는 과학적 생각을 가지고 살면 건강해집니다.

"나는 신경통으로 고생하고 있습니다. 그런데 과학적 생각이 지금 무슨 도움이 됩니까?"라고 말하는 사람이 있습니다.

병의 원인은 마음이 비뚤어져 있기 때문입니다. 사람은 마음 위에 몸을 싣고 있기 때문에 마음이 비뚤어지면 몸도 비뚤어지고, 몸이 비뚤어지면 마음도 비뚤어집니다. 흔히 자세가 나쁘면 병이 된다고 합니다. 자세가 나쁘다는 것은 등뼈가 비뚤어져 있다는 것을 뜻합니다.

동양의학으로 말하면 등뼈는 각각의 내장을 담당하고 있습니다. 전에 진찰을 할 때 두 번째 요추가 아파서 허리를 삐끗한 사람이 있었습니다.

“당신은 신장이 나쁘지요? 그리고 자주 피곤해하지요?”라고 묻자 그렇다고 대답했습니다. 신우염(신장이 냉해서 소변이 나오지 않는 병)을 앓은 적이 있는 사람이었습니다.

뜸자리를 생각하면, 두 번째 요추는 신장을 담당하고 있기 때문에 신장이 나빠서 여러 가지 현상이 나타납니다. 그리고 네 번째, 다섯 번째 흉추는 심장을 담당하고 있기 때문에 심장이 나쁜 사람은 그 부위가 비뚤어져 있습니다.

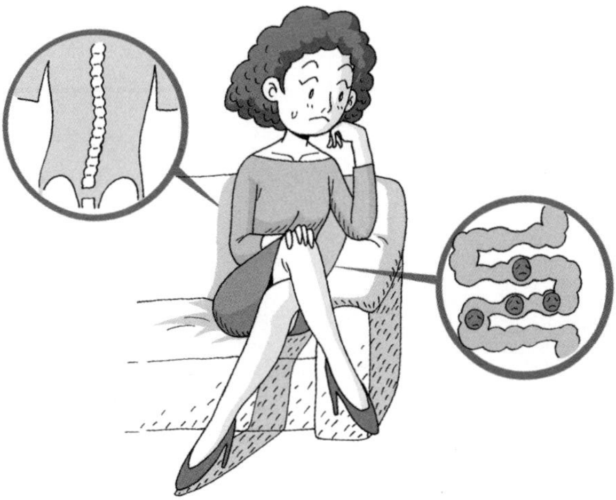
자세가 나쁘면 등뼈가 비뚤어지고 내장도 나빠진다.

비뚤어짐은 전후좌우가 비뚤어진 경우만이 아니라, 뒤틀리거나 당기는 등 여러 경우가 있습니다. 병에 따라 비뚤어지는 방법도 다릅니다. 또한 추간판椎間板 헤르니아가 되는 경우도 있습니다.

최근에는 자세가 나쁜 아이들이 많고, 척추측만脊椎側彎인 경우를 많이 볼 수 있습니다. 이것은 내장이 나쁜 아이들에게 많습니다. 그러므로 비뚤어진 자세를 바로잡으면 병이 치유됩니다.

바른 자세를 습관화하면 병이 잘 치유됩니다. 그러나 마음이 비뚤어져 있다면 코르셋, 수술, 추나 등으로 치유해도 다시 비뚤어지고 맙니다.

◇◆

# 자기중심적 생각이 병을 초래한다

병이란 마음의 비뚤어짐 때문에 생긴다고 기술했습니다.

마음의 비뚤어짐의 첫째 원인은 무엇보다도 자기중심적인 생각입니다. 자기중심적으로 생각하면 '이렇게 하고 싶다', '저렇게 되고 싶다'라는 생각이 많아집니다. '하고 싶다'는 집착은 마음의 독입니다.

도쿠가와 이에야스德川家康는 '천하를 얻고 싶다'는 마음을 가졌기 때문에 암으로 죽었습니다. 이런 '하고 싶다'라는 음식을 절대로 먹어서는 안 됩니다. 반대로 꼭 먹어야 하는 '하고 싶다'가 있습니다. '살아 있어서 감사하다. 그러니 남을 위해서 뭔가 도움이 되고 싶다'라는 마음입니다.

자기중심적인 '하고 싶다'가 있으면 일이 잘 풀리지 않습니다. 이를테면 화투를 칠 때 상대는 단 세 명입니다. 그런데도 생각대로 잘 되지 않습니다.

그러나 가정이나 직장, 그리고 사회에는 상대가 많이 있습니다. 생각대로 되지 않는 것이 당연한 일입니다. 생각대로 되지 않으면 머리에 피가 오릅니다. 안절부절 못하고 사소한 일에도 끙끙 앓게 됩니다. 머리에 피가 오르면 발이 냉해집니다.

건강이란 동양의학에서 말하듯이, 음기와 양기가 몸속을 순조롭게 순환하는 것입니다. '기'의 흐름과 함께 혈액이 순환하기 때문에 건강하게 살 수 있습니다.

혈액의 순환이 정체되면, 이를테면 동맥이 정체되면 영양분과 산소가 운반되지 않습니다. 정맥이 정체되면 탄산가스와 그 외의 노폐물이 밖으로 나가지 않습니다. 이것은 폭설로 교통이 차단된 대도시와 같습니다. 생활물자가 들어오지 않고, 쓰레기나 필요없는 물건을 내보내지 못합니다. 그렇게 되면 그 도시의 시민 생활은 매우 어려워집니다.

이러한 일이 내장 등의 세포에서 일어나면 내장의 상태가 나빠지는 것은 당연한 일입니다. 그리고 내장의 상태가 나빠지면 오장五臟과 오정五情이 어지러워집니다. 오장이란 오장육부의 오장을 말하고, 오정이란 희·로·애·락·욕이라는 다섯 가지 감정을 말합니다.

화를 내는 사람은 간장이 나빠지고, 간장이 나빠지면 화를 내게 됩니다. 겁이 많으면 신장이 나빠지고, 신장이 나쁘면 겁이 많습니다. 결단력이 없고 우유부단한 사람은 소화기가 나쁘고, 소화기가 나쁘면 결단력이 없습니다.

이처럼 성격을 보면 그 사람의 병을 대개 알 수 있습니다.

◇◆

# 잘못된 생활을 고치면 병과 상처가 치유된다

우주에는 근본 원칙이 여러 가지 있습니다. 그중 하나는 인과응보입니다.

인과응보라는 법칙은 좋은 일을 하는 사람에게는 좋은 보상이 따르고, 나쁜 짓을 하는 사람에게는 나쁜 보복이 따른다는 것입니다. 따라서 잘못된 생활을 하는 사람에게는 병과 상처 등 나쁜 결과가 따르게 마련입니다.

병에 걸려도 생활의 잘못을 고치지 않은 채 병을 낫게 해달라고 기도만 한다면 아무 소용이 없습니다. 병에 걸리고 상처를 입는 것은 자신의 생활이 잘못되었기 때문입니다.

그러니 자신의 잘못을 반성하고 생활의 잘못을 고쳐야 합니다. 굳이 병을 치유하려고 하지 않아도 생활을 고치면 병과 상처는 자연히 치유됩니다.

이것은 개인의 문제입니다만, 인류 전체의 문제를 봐도 마찬가지입니다. 인류는 권력을 가진 자와 힘이 센 자가 자신들만의 이익을 위해서 전쟁과 약탈 등 각종 문제를 일으켜왔습니다. 그리고 유해한 물질을 만들어 환경을 망가뜨렸습니다.

지금 가장 문제가 되는 것은 이산화탄소가 증가한다는 사실입니다. 이산화탄소가 증가하면 온실 효과가 작용하여 지구의 온난화가 시작되고 이상기후가 발생합니다.

이상기후는 인간의 몸에 여러 가지 의학적 영향을 미칩니다. 저기압이 되기 전에 몸 상태가 나빠지는 경우가 종종 있습니다. 신경통, 통풍, 류머티즘, 두통, 천식을 앓는 사람의 증상이 심해집니다.

여러분도 이런 일을 경험했을 것입니다. 일기예보에서 내일은 맑다고 하는데, 관절염을 앓는 사람이 "아니야, 그럴 리가 없어. 내일은 비가 올 거야. 내 다리가 이렇게 아프니 말이야"라고 말하면 정말 비가 오는 경우가 많습니다.

저기압이 된다는 것은 몸 상태가 나쁜 날이 많아진다는 것을 의미합니다. 그렇게 되면 겨울을 잘 보내지 못하는 환자가 많아질 것입니다. 즉, 수명이 짧아진다는 이야기입니다.

이상기후로 자연재해만이 아니라 인간의 병도 늘어났습니다. 지구 온난화가 영향을 미치고 있기 때문입니다. 지구 온난화를 초래한 것은 누구인가요? 바로 우리 인간입니다.

◇◆

# 남을 저주하면 그것이 자신에게 되돌아온다

부모 밑에서 어리광만 부리다가 어느새 30세가 넘은 한 여인이 작은 가게를 운영하게 되었습니다. 몇 달 동안 고생을 하고 장사라는 것은 '물건을 파는 것이 아니라 물건에 마음을 담아서 파는 것'이라는 사실을 깨닫게 되었다고 합니다.

손님을 위해서 일하면 손님이 손님을 데리고 온다는 것입니다. 이 여인은 무척 행복한 사람입니다. 이런 기회를 살리지 못하고 그대로 집에만 있었다면 세상 물정 모르고 평생을 살았을 것입니다.

내게는 두 딸이 있습니다. 큰딸은 러시아어과를 졸업해서 러시아권 무역회사에 입사하여 사내 결혼을 했습니다. 남편도 러시아어를 할 수 있다 보니 3~4년 전에 독립해서 동유럽권 나라와 무역을 하는 회사를 창업했습니다. 이것이 꽤 잘되고 있습니다.

동유럽권 나라들은 오랫동안 공산체제에 있었기 때문에 아직 생산량이 적어서 20년 전의 기계도 고쳐서 사용하고 있습니다.

"○○시대의 기계 부품은 없습니까?"

이런 주문이 종종 있다고 합니다. 이들 부부는 그때마다 도쿄 아키하바라(전자상가가 밀집한 곳)의 가게를 한집 한집 찾아다닙니다. 가나가와현(도쿄와 이웃한 현)에 살고 있다 보니 차비를 들여 아키하바라까지 와서 하루 종일 품을 팔아야 합니다.

그런데 구한 부품은 고작 100엔 혹은 200엔 정도의 싼 것입니다. 그것을 보내는 우송료도 필요하니 이익이 남지 않고 고생만 하는 셈이지만, 적자가 나는 일은 없다고 합니다. 손님이 손님을 데리고 오다 보니 잘 꾸려나갈 수 있다고 합니다.

이런 형태로 장사를 하고 돈을 버는 사람들이 많이 있습니다. 마음씀씀이가 가장 중요합니다. 그렇지 못하면 일을 잘할 수 없고, 몸에도 좋지 않습니다. 의식하지 않아도 남에게 악의를 품으면 자신에게 되돌아옵니다.

'나만 잘되면 된다', '다른 사람은 나빠져도 상관없다'라고 생각하면 자신도 나빠집니다. '남이 좋아지면 좋겠다'라고 생각하면 자연히 나도 좋아집니다.

여기서 말하는 '좋아진다'는 것은 엄청나게 부자가 된다는 것이 아니라, 그냥 먹고살 수 있고 별다른 분쟁 없이 일을 할 수 있을 정도입니다.

◇◆

# 잘못된 생활습관을 고치면 병이 낫는다

최근 서양의학에서는 성인병을 '생활습관병'이라고 달리 부르고 있습니다. 그 이유는 당뇨병이나 고혈압 등은 성인이 되어 걸리는 병으로 생각했는데, 최근에는 아이들도 이런 병에 많이 걸리기 때문입니다.

'아이들이 성인병이라니, 대체 어떻게 된 것인가?'

이상하다고 생각하고 전문가들이 그 원인을 찾아보니 과식이나 당분, 염분의 과다 섭취 등 잘못된 생활습관으로 각종 질병이 생긴다는 것을 알게 되었습니다. 그래서 '생활습관병'이라는 이름을 붙이게 된 것입니다.

그러나 나는 사실상 모든 병은 생활습관병이라고 생각합니다.

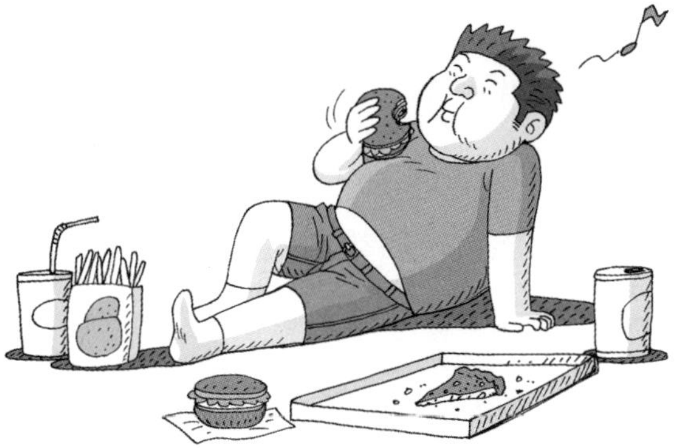

과식과 당분 · 염분의 과다 섭취가 생활습관병을 불러온다.

마음씀씀이가 나쁘다는 생활습관병이 있습니다. 과식을 한다는 생활습관병이 있습니다. 발을 냉하게 하는 생활습관병이 있습니다. 모두 생활습관병입니다.

그러니 병은 생활의 잘못을 고치면 자연히 치유됩니다. 바른 생활을 하면 독이 잘 나오고 새로운 독이 만들어지지 않기 때문에 내장 속에 독이 없어집니다.

독이 없어지면 병은 자연히 치유됩니다. 자연치유력이 제대로 기능하기 시작합니다. 자연치유력은 예를 들면 골절로 굽어진 뼈가 자연스레 정상의 위치로 되돌아오는 기능입니다. 자궁근종이나 위암도 사라집니다. 자연치유력은 그 정도로 강한 것이므로 그 기능을 방해하는 나쁜 습관을 방치해서는 안 됩니다.

수련의 생활을 할 때 수술실에서 선배로부터 “돕지 않아도 되니 방해는 하지 말라”는 말을 들었습니다. 그 당시에는 모든 게 상당히 서툴러서 선배에게 혼나는 일도 많았습니다.

병에 관해서도 치유하기 위해서는 그런 엉터리 조수는 필요없습니다. 방해만은 하지 마십시오. 바른 생활을 하면 됩니다. 병을 고치기보다는 생활을 고쳐야 합니다. 그것만으로도 충분합니다. 그로 인해 병이 치유됩니다. 그것이 진정한 ‘치유’입니다.

◇◆

# 몸과 마음이 건강하면 누구나 미인이 될 수 있다

미용과 건강을 둘로 나누어서 생각하는 사람들이 많은데, 그것은 잘못된 생각입니다. 건강하면 미인이 됩니다. 잔주름이나 흰머리 같은 것을 신경 쓸 필요가 없습니다. 건강해지면 그 나름대로 미인이 됩니다.

건강해지는 첫 번째 요소는 마음입니다. 마음이 편안하고 좋아지면 눈, 코, 입이나 얼굴 모양이 다소 미인의 표준에 들지 않더라도 사람들에게 좋은 인상을 줍니다. 이런 사람은 아름답다는 느낌을 줍니다.

이와 반대로 일반적인 기준으로 보기에는 미인이라도 왠지 인상이 좋지 않은 사람들이 많이 있습니다.

나는 미인대회를 '가축 품평회'라고 부릅니다. 외모는 본인의 노력으로 만들어지는 것이 아니라 부모의 유전자 덕에 이루어집니다. 미인대회는 부모의 사육 성과에 등급을 매기는 소나 돼지의 품평회와 다를 게 없다고 생각하기 때문입니다.

사람이 진정 미인인지 아닌지를 알 수 있는 것은 30대 후반부터입니다. 그때가 되어서야 비로소 그 사람의 젊은 시절의 마음이 표출됩니다.

그 무렵에 나쁜 인상을 주는 사람은 좋은 사람이 아닙니다. 아무리 잘 차려입고 미인일지라도 인상이 좋지 않은 사람은 진정한 미인이 아닙니다.

미국의 전 대통령 링컨에 대해서는 누구나 잘 알고 있을 것입니다. 그는 인상이 좋은 편입니다. 그러나 그가 젊었을 때는 참으로 못생긴 얼굴이었습니다.

링컨이 변호사로서 이곳저곳을 여행할 때, 한번은 우연히 길에서 상당히 못생긴 남자를 만났습니다. 그 남자는 주머니에서 나이프를 꺼내 링컨에게 건네주었다고 합니다.

이유를 묻자, 그 남자의 아버지가 죽기 전에 "너는 정말 못생겼다. 만약 네가 죽기 전에 너보다 더 못생긴 남자를 만난다면 이 나이프를 건네주어라"라는 유언을 남겼다고 합니다.

그 말을 듣고 링컨은 웃으면서 나이프를 받았다고 합니다. 어느 정도 못생겼는지 가히 짐작이 됩니다. 젊었을 때는 그랬는데 나이를 먹으면서 그토록 훌륭한 일을 했으니, 얼굴도 좋은 인상이 된 것입니다.

사람의 얼굴은 열심히 화장하고 치장한다고 예뻐지는 것이 아닙니다. 중요한 것은 마음입니다. 마음을 깨끗하게 가지면 미인이 되려고 애쓰지 않아도 자연히 미인이 됩니다.

◇◆

# 마음을 바르게 가지면 몸도 치유된다

병이라는 가장 큰 원인이 있고, 그 결과로 증상症狀이 나타나고, 그것이 다시 병의 원인이 되는 형식으로 끊임없이 사슬이 이어집니다. 그리고 가장 마지막에 나오는 것이 암과 같은 큰 병입니다.

그러니 어디가 나쁘다는 것은 신경 쓸 필요가 없습니다. "어디가 나쁩니까?"라고 물으면 "마음가짐이 나쁩니다", "행동과 마음과 머리가 나쁩니다"라고 답하면 됩니다. 치료법도 '이 사람의 요통을 없애야지'라고 생각할 게 아니라, 마음가짐이 나쁜 것을 고치려고 하면 자연히 요통도 치유됩니다.

병에는 그 병의 증상이 있습니다. 우리가 병이라고 하는 것은 바로 그 증상을 말합니다. 그러나 모든 병마다 반드시 증상이 나타나는 것은 아닙니다.

병이 심하다고 해서 그 병의 증상이 심하게 나타나지는 않습니다. 서로 아무런 관계가 없습니다.

병은 가벼워도 증상이 제멋대로 나타나는 경우도 있습니다. 물론 병과 증상 모두 심한 경우도 있고, 모두 가벼운 경우도 있습니다. 혹은 병이 심해도 증상이 전혀 나타나지 않는 경우도 있습니다. 병이 있어도 65세까지 아무런 증상이 나타나지 않는 일도 있습니다.

그러니 증상이 있을 때만 걱정하는 것은 아무 의미도 없습니다. 병이 없어지면 증상은 사라지지만, 증상이 없어졌다고 병이 없어졌다고는 할 수 없습니다.

이를테면 사과가 익으면 빨갛게 되고 속에서는 단맛이 납니다. 하지만 바깥을 빨갛게 칠한다고 속까지 익지는 않습니다. 병도 이와 마찬가지입니다.

일반적으로 흔히 행해지는 치료라는 것은 진정한 의미에서의 치료가 아니라 그 증상을 없앨 뿐입니다. 증상만 없애고 '치유되었다'고 하는 것입니다.

그러니 다시 나빠졌다는 것은 숨어 있던 증상이 다시 나타났음을 의미합니다. 이것은 치유된 것이 아닙니다.

이런 것은 말하자면 청소한 쓰레기를 버리지 않고 카펫 밑이나 장롱 뒤에 숨겨두는 것과 같습니다. 보기에는 방이 깨끗해진 것 같지만 실은 전혀 깨끗해지지 않은 것입니다.

◇◆

# 사람은 서로 부족한 부분을 채워주면서 살아간다

건강하게 살기 위해서는 모두가 사이좋게 지내고 행복해야 합니다. 모두가 사이좋게 지내려면 서로 가능한 일과 불가능한 일을 챙기고, 상대가 못 하는 일은 이쪽에서 대신 해주어야 합니다. 그것이 사이가 좋아지는 지름길입니다. 물론 목적이 다르면 안 됩니다. 하나의 목적을 정해야 합니다.

부부 사이도 마찬가지입니다. '자식은 부부 사이의 이음새'라는 말이 있습니다. 자식이 있다면 자식을 키운다는 부부의 공통 목표가 있습니다.

아버지가 출근해서 집을 비운 사이 어머니가 집안일을 하면서 가정을 지키는 것과 마찬가지로, 서로 도우면서 사이가 좋아집니다. 이런 가정에서는 부모 자식 간의 사이도 좋습니다.

"누구 덕에 밥을 먹는지 아느냐"면서 큰소리를 치는 사람이 있습니다. 일방적으로 아버지만 잘난 척하는 가정은 곤란합니다. 남편이 그런 말을 하면 아내는 "누구 덕에 정해진 시간에 밥을 먹고 회사에 갈 수 있다고 생각하느냐"고 대꾸해도 됩니다. 혼자서 정해진 시간에 식사를 하고 옷을 입고 출근하는 일은 참으로 어렵습니다.

나는 상처喪妻를 했습니다. 그래서 가사, 청소, 세탁, 재봉 등 무엇이든 혼자서 처리하고 있습니다. 그러니 주부의 일이 얼마나 힘든 것인지 잘 알고 있습니다.

남편이 먼저 세상을 떠났을 때와 아내가 먼저 세상을 떠났을 때 어느 쪽이 더 힘든가 하면, 아내가 먼저 세상을 떠났을 경우입니다. 예부터 "홀아비 냄새 난다"는 말이 있습니다. 그에 비해서 여성은 혼자서 살아가는 기본적인 것, 즉 가사를 했기 때문에 남편이 죽어도 어려운 일은 크게 없습니다.

그러니 부부는 남편이 밖에 나가 생활비를 벌어오고, 그 일을 제대로 할 수 있도록 부인이 집에서 내조를 한다면 사이좋게 잘 지낼 수 있습니다. 이것은 가정에서만의 이야기가 아닙니다. 세상일 모두가 그렇습니다.

사람이 살아가기 위해서는 많은 사람의 도움을 받아야 합니다. 이를테면 밥을 먹을 때 '이 쌀은 누가 만들었을까? 이것을 여기까지 가지고 온 사람은 누구일까? 밥을 짓는 밥솥을 만든 사람은 누구일까?' 이런 것들을 생각해봅시다. 이런 일들을 모두 혼자서 해야 한다고 생각해보십시오. 도저히 불가능합니다.

칼럼

# 피부색을 보면 건강 상태를 알 수 있다

## 피부색은 내장의 상태를 나타내는 기준

피부색과 내장은 밀접한 관계가 있기 때문에 피부색을 보면 병을 알 수 있습니다. 건강한 피부에는 윤기가 있습니다.

피부가 붉은색이면 심장질환, 류머티즘 등 순환기계와 소장을 주의해야 합니다. 노란기가 돌면 위, 십이지장 질환 등 소화기계와 당뇨병, 푸르스름하면 간장과 담낭, 중추신경 질환을 의심해야 합니다.

피부가 유난히 하얀 사람은 변비인 경우가 많습니다. 변비는 대장의 병입니다. 대장은 폐부(肺腑)이기 때문에 폐도 나쁘고, 궤양성 질환과 피부병과도 관계가 있습니다. 피부가 검은색이면 방광염, 부인과 질병, 남성은 전립선 비대 등 성기의 병을 생각할 수 있습니다.

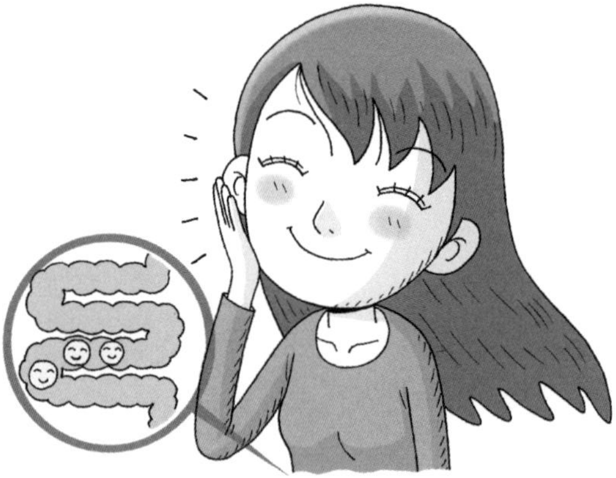

3장

# 냉기제거를 위한 7가지 생활요법

① 반신욕

② 양말 겹쳐 신기

③ 하의는 두껍게, 상의는 얇게 입기

④ 소식

⑤ 천천히 움직이는 운동

⑥ 복식호흡

⑦ 마음의 냉기제거

◇◆

# 혈액순환을 좋게 하고 냉기를 제거하는 반신욕

두한족열이 피의 흐름을 좋게 한다는 사실을 잘 이해하셨을 것으로 생각됩니다. 이런 원리로 봐서, 탕에 들어갈 때 어깨까지 들어가는 것은 상체가 뜨거워지기 때문에 좋지 않습니다. 탕에 몸을 담글 때 허리 밑, 적어도 명치 밑이 좋습니다. 작은 아이들은 서서 놀게 하면 됩니다.

탕의 온도는 40℃ 이하(37~38℃)의 미지근한 물이 좋고, 20분 이상 느긋하게 앉아 있습니다.

뜨거운 물에 들어가면 오랫동안 있을 수 없습니다. 금방 나오게 됩니다. 이때는 피부의 표면만 데워질 뿐 몸속까지는 데워지지 않습니다. 미지근한 물에 느긋하게 들어가 있으면 몸속까지 열이 전달되어 피의 흐름이 좋아집니다. 피의 흐름이 좋아지면 내장의 기능도 좋아져서 땀이 납니다.

이 땀은 내장의 독이 나오는 것이므로 땀을 많이 낼수록 좋습니다. 땀이 나지 않는 사람도 있지만 걱정할 필요는 없습니다. 냉기가 제거되면 땀이 나오게 됩니다.

추운 겨울에 욕실이 차가울 때는 처음부터 반신욕을 할 필요는 없습니다. 발에 뜨거운 물을 부어서 따뜻하게 만듭니다. 그러면 하반신부터 따뜻해지는 느낌이 듭니다. 그런 다음 욕조로 들어갑니다.

처음에는 어깨까지 들어가도 됩니다. 10분 정도 지나면 하반신의 몸속까지 탕의 온도가 스며들므로 영하 6℃의 추운 겨울밤일지라도 욕실의 창문을 열고 찬바람이 들어오게 해도 됩니다. 몸에 닿는 찬 바람은 아마도 시원하게 느껴질 것입니다.

그러나 그런 느낌이 들지 않는데도 책에 적혀 있다고 무리하게 해서는 안 됩니다. 그 후에는 반신욕을 몇 시간 해도 상관이 없습니다.

상반신에는 팔도 포함됩니다. 그럼 "팔이란 어디에서 어디까지입니까?"라는 질문을 합니다. 그 사람은 팔은 밖으로 내놓고 손목은 탕 속에 넣고 있었다고 합니다. 손목도 상반신에 들어가므로 당연히 밖으로 내놓고 있어야 합니다.

탕에서 나오면 몸을 잘 씻고 양말, 바지 순으로 아랫도리부터 입습니다. 상반신은 얇은 것을 입습니다. 탕에 들어가지 못할 때는 족탕만 해도 효과가 있습니다.

◇◆

# 양말을 겹겹이 신는 것이 냉기를 막는 비결

양말을 겹겹으로 신으면 발이 따뜻해지고 피의 흐름이 좋아져서 발에서 독이 마구 배출됩니다. 발바닥에는 몸 어느 부위보다도 한선汗腺이 많고 내장의 뜸자리도 많기 때문입니다.

특히 견섬유는 독소를 잘 흡수하기 때문에 실크로 만든 발가락 양말을 가장 먼저 신습니다. 발가락 양말이 좋은 것은 발가락과 발가락 사이에서 나오는 독소를 잘 흡수하기 때문입니다.

다음에는 역시 흡수력이 뛰어난 면 양말을 신습니다. 두 번째로 신는 양말은 보통 모양의 것을 신습니다. 다음에는 실크, 그다음에는 면, 이렇게 번갈아가면서 5~6켤레 신고, 마지막으로 면이나 털 양말을 신습니다. 밤에 잠을 잘 때도 신고 잡니다.

양말 중에는 발목이 꽉 끼어서 피의 흐름을 나쁘게 하는 것도 있습니다. 그럴 때는 발목 부분의 고무를 제거하시기 바랍니다.

"양말을 많이 신으니 빨래하기가 힘든데, 매일 빨아 신어야 합니까?"라는 질문을 받은 적이 있습니다. 계속 신고 있어도 됩니다.

나는 실험삼아 반 년 동안 신고 있었던 적도 있습니다. 마찰이나 압력으로 양말이 찢어지는 경우가 있다는 말을 듣고 실험삼아 그렇게 해보았던 것입니다. 그럼에도 찢어지지 않았습니다.

그런데 양말을 신고 한 시간 만에 찢어졌다는 사람도 있습니다. 그 사람이 독을 많이 배출했거나 혹은 독한 독을 배출했기 때문에 실크나 면의 천이 상해서 구멍이 뚫렸다고 생각됩니다. 그러니 이런 일이 없으면 지속적으로 신고 있어도 됩니다.

한편 피부와 맞닿는 양말만 매일 갈아신는 방법도 있습니다. 밤에 잘 때 신는 양말은 빨지 말고 반나절 그냥 두었다가 다시 신으면 됩니다. 낮에 신는 양말은 더러워졌다고 생각될 때 빨면 됩니다.

처음에는 양말에 구멍이 뚫리는 경우도 있을 것입니다. 그것은 그만큼 독이 많다는 증거입니다.

'발이 뜨거우니 양말은 필요없다'는 사람도 있습니다. 그러나 이것은 몸이 너무 냉하다는 증거입니다. 양말을 잘 신고 있으면 감각이 정상으로 돌아와 뜨겁지 않습니다. 이럴 경우에는 상반신을 얇게 입습니다.

◇◆

# 갓난아기 때부터 몸에 독이 쌓이지 않게 한다

최근에는 맨발이 건강에 좋다면서 태어날 때부터 아이를 맨발로 키우는 사람들이 많습니다. 그러나 그것은 곤란합니다. 아무리 체온이 높은 아이이라도 발은 찹니다. 양말을 신기지 않다니 정말 큰일날 소리입니다.

갓난아기는 발가락 양말을 신지 못하니 어른 양말을 신깁니다. 실크와 면 양말을 차례차례 열 켤레 정도 신기고, 상반신은 벗겨두거나 실크 내복 한 장(소매 없는 것)으로 충분합니다. 겨울에는 바지를 입힙니다.

이렇게 냉기제거를 하면 내장이 좋아져서 골격과 살이 튼튼한 체형이 만들어집니다.

걸을 무렵에도 아직은 발가락 양말을 신지 못합니다. 어른 양말을 신으면 잘 벗겨져서 걷지 못하니 이제는 유아용 양말이 필요합니다. 양말은 실크와 면으로 된 것을 겹으로 신기고, 마지막으로 유아용 미끄럼 방지 양말을 신깁니다.

양말을 많이 신기면 걸음이 늦어질 것이라 생각하지만 그런 일은 없습니다. 씩씩하게 잘 걷습니다. 발바닥의 장심도 아주 예쁘게 형성됩니다.

4~5세가 되면 발가락 양말을 신을 수 있습니다. 신발을 신어야 하기 때문에 5~6켤레 정도밖에 신을 수 없지만 실내에 있을 때나 잠을 잘 때는 많이 신깁니다. 양말 신는 방법은 어른과 마찬가지입니다.

어린이용 발가락 양말은 구하기가 쉽지 않습니다. '냉기제거 모임'이나 가게에 연락하거나, 각 가정에서 연구해보십시오. 놀이방이나 유치원 선생님에게는 미리 이야기를 해두고 이해를 받도록 하십시오.

아이가 양말을 싫어해서 신지 않으려고 하면 상반신을 얇게 입힙니다. 아이가 싫어한다면 어쩔 수 없습니다. 아이가 싫어하는데도 강제로 신기는 것은 좋은 방법이 아닙니다. 그보다 중요한 일은 부모가 반드시 실천하는 것입니다. 그리고 아이들이 홍미를 가지도록 하는 것이 바람직합니다.

"우리집 아이는 양말을 자꾸 벗어버려요"라고 하소연하는 부모들이 많습니다. 문제를 아이들에게 떠넘기면 안 됩니다. 그것을 실천하게 하는 것은 부모의 역할입니다. 자식은 부모를 보고 자랍니다. 부모에게 의욕이 없다면 아이도 의욕이 없습니다.

아이의 성격이나 정서는 몸과 깊은 관계가 있습니다. 발을 따뜻하게 하고 몸을 다스리면 정신적인 면에서도 침착해집니다.

◇◆

# 하의는 두껍게,
# 상의는 얇게 입는다

옷을 잘못 입어서 냉기가 심해지면 발이 따뜻해지기 때문에 발을 차게 하고 싶어합니다. 그리고 상반신이 춥다고 상의를 많이 입게 됩니다. 두한족열의 반대가 되는 것입니다. 이것은 감각이 어지러워졌기 때문입니다.

그런데 일반적으로는 그렇게 입는 것이 좋은 복장이라고 생각합니다. 남자들은 내복 바지를 입지 않고 양말은 한 켤레만 신습니다. 내복 바지를 입으면 노인네 같다는 말을 들으니 맨살에 양복 바지만 입습니다.

그런데 위에는 와이셔츠를 입고 넥타이를 매고 양복 재킷을 입습니다. 그러면 두한족열의 반대가 되기 때문에 발이 점점 냉해지고 몸이 나빠집니다.

여성의 경우는 더 심합니다. 다리에는 나일론 스타킹 하나 달랑 신습니다. 스타킹을 만드는 화학섬유는 몸에 상당히 나쁩니다. 몸의 표면에서 독이 배출되는데, 화학섬유는 그것을 억제합니다. 심한 경우에는 독이 배출되지 못하고 피부 밑에서 정체되기도 합니다. 이것이 발진으로 나타납니다. 나일론 블라우스를 입으면 염증이 생긴다는 사람이 있는데, 그것도 바로 이런 이유 때문입니다.

보통 하의에 비해 상의는 많이 입습니다. 모피 코트까지 걸칩니다. 이것이 바로 여성이 동경하는 복장이라니 큰일입니다.

하의는 두껍게, 상의는 얇게 입기 바랍니다. 그러면 반드시 몸이 튼튼해집니다. 두한족열을 늘 염두에 두고 내복 바지와 바지를 입고 그 위에 긴 치마를 입으면 다리와 치마 사이에 큰 공기층이 생겨서 겨울에는 특히 좋습니다.

그런 점에서 한복은 매우 합리적인 옷입니다. 솜과 비단으로 누빈 속바지를 입고 그 위에 치마를 입습니다. 상반신에는 얇은 저고리 한 장 입으니 참으로 좋습니다. 예전에는 비단으로 만들었는데 최근에는 화학섬유를 이용하고 있습니다. 이것은 안타까운 일입니다.

더운 여름에는 상의부터 점차 얇게 입습니다. 그러면 밑에서 시원한 바람이 들어옵니다. 양말은 꼭 신습니다. 하의는 두껍게, 상의는 얇게. 이것을 명심하십시오.

◇◆

# 살아 있는 섬유 실크에는 배독작용이 있다

의류에 이용되는 소재 중에서 몸에 가장 좋은 것이 실크입니다. 실크는 '섬유의 왕'이라 하는데 몸속의 독을 잘 배출시킵니다. 또한 잘 더러워지지도 않습니다.

물론 전혀 더러워지지 않는 것은 아니지만 면섬유와 비교하면 더러워짐이 적습니다. 면도 독을 흡수하지만 금방 가득 차고 빨리 더러워지는 것이 결점입니다.

어느 해 여름 면 타월로 된 셔츠를 입어보았지만 역시 견직물을 따르지 못했습니다.

실크가 땀이 덜 나고 항상 기분이 좋습니다. 이것은 땀이 안 나는 것이 아니라 배출하는 땀을 저장하지 않기 때문에 그렇게 느끼는 것입니다. 땀이 나지 않는 것 같으면서도 실제로는 전부 배출하고 있는 것입니다.

옛날 귀족들은 비단 옷을 입었습니다. 만약 비단 옷을 입지 않았다면 수명이 10% 정도는 줄어들었을 거라고 생각합니다. 비단 덕에 어느 정도 수명이 늘어났다고 할 수 있습니다.

실크 옷을 입는다는 것은 참으로 좋은 일이지만 가격이 비싸고 약하다는 결점이 있습니다. 그것을 보충하기 위해서 직접 피부에 닿는 것은 실크를 입는 것이 좋지만, 면제품이라도 그 위에 실크를 입고 다시 그 위에 면이나 다른 소재로 만든 것을 입으면 됩니다. 즉, 사이에 끼우면 됩니다. 그러니 양말을 신을 때도 실크 양말을 신고 면 양말을 신는 방법이 있습니다.

실크에는 신비한 힘이 있어서 실크 천으로 몸을 비비는 것도 효과적입니다. 좋지 않은 부위가 있으면 그 부위를 집중적으로 비비고 감아줍니다.

상처나 화상, 염좌, 골절을 했을 때 실크 천을 붕대로 이용하면 빨리 치유됩니다. 두통이나 어깨결림, 눈이 피곤할 때는 불쾌한 부위에 실크 천을 대거나 감아주면 치유 효과가 큽니다. 또한 잠을 잘 때도 눈에 감아주면 효과가 있습니다.

더운 여름에는 물에 적신 실크 천을 오른쪽 팔목에 감고 위로 올리면 에어컨이 없어도 상당히 시원합니다. 이것은 전기도 절약되는 방법이니 기억해두는 것이 좋습니다.

이렇게 실크는 냉기제거에 없어서는 안 되는 천입니다.

◇ ◆

# 음식에 감사하면서 적게 먹고 잘 씹는다

냉기제거에 있어서 식사는 대단히 중요합니다. 먹는 방법에 따라 독이 되기도 하고 득이 되기도 합니다.

몸에 좋은 음식은 해초류, 콩류를 주로 한 채식이고 맛은 단백해야 합니다. 밥은 잡곡이 든 현미밥, 면은 전립분全粒粉(밀기울까지 함께 가루로 만든 밀가루)이 든 것, 빵도 천연 효소로 전립분이 든 것이 좋습니다.

그리고 조금 모자라다는 느낌이 들 정도로 소식을 해야 합니다. 일반인은 보통 2,000kcal나 2,200kcal를 섭취하는데, 1,000~1,100kcal 정도면 충분합니다. 그 정도로는 체력이 모자란다, 몸을 움직일 수 없다는 사람도 있지만 나는 1,100kcal면 건강하게 살 수 있습니다. 중요한 것은 칼로리가 아니라 내용입니다.

요리는 그릇에 가득 담지 않고 조금씩 담습니다. 그리고 조금씩 입에 넣고 오른쪽 이로 잘 씹고 그다음에는 왼쪽 이로 잘 씹습니다. 잘 씹다 보면 자연히 삼켜집니다. 입 속이 완전히 비면 다시 음식을 입에 넣습니다. 입 속에 음식이 들어 있는데도 음식을 더 집어넣는 일은 하지 마십시오.

잘 씹으면 음식물이 잘게 부서져서 잘 흡수됩니다. 소화기의 벽에서 흡수되고 혈당치가 올라가기까지는 몇 시간이나 걸리지만, 잘 씹어서 먹으면 15분에서 30분 사이에 혈당치가 올라갑니다. 씹는다는 동작이 조건반사로 뇌의 중추를 자극하고 혈당치를 올리기 때문입니다.

음식물이 몸속으로 차츰 들어가면 혈당치가 더욱 올라갑니다. 대체로 30분 정도 지났을 때 혈당치 상승으로 뇌의 식욕중추가 자극을 받고 만복감을 느낍니다.

세계에는 유명한 장수촌이 세 군데 있습니다. 그 사람들의 섭취 칼로리를 조사해보니 1,800kcal인데, 매일 밭이나 산에서 일하는 105세 혹은 110세의 노인도 있었습니다. 그러니 '먹지 않으면 힘이 나지 않는다'는 말은 잘못된 것입니다.

그리고 또 하나 중요한 것은 마음으로 먹으라는 것입니다. 우리 인간은 동물이나 식물의 생명을 가지고 살아가고 있습니다. 그들 덕분에 음식물을 섭취하여 활력을 얻는 것에 대해 감사해야 합니다. 잘 씹어서 먹고, 열심히 공부하고, 열심히 일합시다. 이것이 바른 식사법입니다.

◇◆

# 천천히 움직이는 운동을 하면 독이 빠져나간다

운동을 하면 독이 빠져나오기 때문에 운동은 참으로 중요합니다. 그러나 주의해야 할 점은 격렬한 운동이 아니라 천천히 부담을 주면서 움직이는 운동이어야 합니다. 그것이 몸의 힘을 강하게 하고, 다이어트에도 좋은 운동법입니다.

그러므로 고전무용은 좋은 다이어트가 됩니다. 고전무용을 하는 사람 중에 살찐 사람은 없습니다. 모두 날씬합니다. 고전무용이나 태극권은 콜레스테롤을 많이 쓰기 때문에 여러 모로 몸에 좋은 운동입니다.

빠른 운동을 하면 활성산소가 많아져서 과잉 상태가 됩니다. 활성산소가 적당히 있는 것은 좋지만 과잉되면 노화를 재촉합

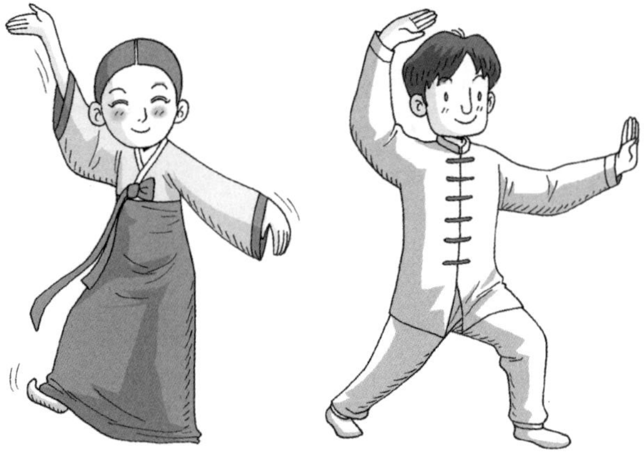

다이어트는 천천히 움직이는 운동, 즉 고전무용이나 태극권이 적합하다.

니다. 에어로빅을 열심히 하는 사람은 안타깝게도 관절이 상해서 노화를 재촉합니다. 또한 화학섬유로 된 에어로빅 의상 때문에 몸이 더욱 나빠지기도 합니다.

운동을 할 때 천천히 움직이면서 천천히 복식호흡을 하면 더욱 효과가 있습니다.

발목관절은 독을 배출하고 냉기를 제거하는 데 좋은 관절입니다. 그러므로 발목운동(발목을 펴거나 굽히거나)을 종종 하고, 걸을 때는 발목을 제대로 펴서 걸으십시오.

그리고 마찰은 독을 잘 배출합니다. 느슨한 옷을 입고 움직이면 옷과 몸 사이에 마찰이 생겨서 독이 잘 배출됩니다. 하지만 몸에 꼭 맞는 옷을 입으면 마찰이 일어나지 않습니다.

쓰다듬는다거나 만지는 것도 상당히 효과가 좋습니다. 몸 어디라도 좋으니 쓰다듬고 만져주기 바랍니다. 스스로 쓰다듬어도 되고 서로 쓰다듬어주는 것도 좋습니다. 손바닥으로 비비는 것도 좋고, 때로는 실크 천으로 쓰다듬는 것도 좋습니다.

◇◆

# 냉기제거에 효과적인 복식호흡을 한다

호흡을 가슴으로 해서는 안 됩니다. 호흡은 폐를 수축시키고 팽창시키는 그 차이로 공기를 들이마시기도 하고 내쉬기도 합니다. 이 차이가 클수록 깊은 호흡을 할 수 있습니다. 하지만 늑골은 바구니와 같아서 흉식호흡으로는 움직이는 범위가 정해져 있기 때문에 그 차가 크지 않습니다.

반면에 배로 호흡을 하면 횡격막이 올라가기 때문에 이 차이가 매우 커지고, 깊은 숨을 쉴 수 있습니다. 횡격막은 근육의 막이므로 훈련을 하면 잘 늘어납니다.

호흡이 얕으면 생각하는 힘도 얕아지고, 호흡이 깊어지면 생각하는 힘도 깊어집니다. 그러므로 긴장해서 당황스러울 때나

무서울 때는 복식호흡을 하면 기분이 가라앉습니다.

호흡이라는 글자를 보면 '호呼'자가 먼저 나옵니다. 숨을 내쉬는 것이 먼저라는 뜻입니다. 좋은 것을 받아들이려면 먼저 나쁜 것을 내뱉어야 합니다. 더러워진 공기를 밖으로 내보내면 깨끗한 공기가 잘 들어가게 됩니다.

숨을 내쉬기 위해서는 배를 들어가게 하면 됩니다. 여기서 배란 배꼽이 있는 자리가 아니라 배꼽 조금 밑입니다. 이 부위를 하단전下丹田이라고 하는데, 그 부위를 들어가게 하면 횡격막이 위로 올라갑니다. 또한 내장이 수축되면서 잘 움직이게 되고 나쁜 피도 나옵니다.

배를 쑥 들어가게 하면 숨이 나오기 때문에 뱉을 수 있을 만큼 뱉으면 멈춥니다. 그냥 힘을 빼는 것만으로 자연히 배가 원래의 자리로 돌아오면서 숨이 들어갑니다.

폐 속에서는 가스 교환 등을 하기 때문에 숨을 바로 내뱉으면 너무 아깝습니다. 폐 속에서 4~5초 정도 숨을 멈추고 난 다음 내뱉습니다.

또한 숨을 내뱉을 때는 휘바람을 불듯이 입술을 모아보거나 소리를 내면 좋습니다. 출구가 좁아 저항을 받으면 안쪽에서는 숨이 지나는 길이 열립니다. 이와 반대로 입이 열려 있으면 안

쪽이 막혀서 충분히 나가지 못합니다.

산소가 몸속 구석구석까지 들어가면 몸의 움직임도 좋아지고 냉기를 제거하는 데도 도움이 됩니다.

◇◆

# 남을 먼저 배려하면 마음의 냉기가 제거된다

냉기제거에서 가장 중요한 것은 마음의 냉기를 제거하는 일입니다. 나만 좋다면 남은 아무래도 상관없다는 자기중심적인 생각이 냉기를 만듭니다.

다른 사람의 행복을 기도하고, 타인에 대해서 감사하는 마음을 가지고, 남을 먼저 생각하는 따뜻한 마음을 가질 때 비로소 마음의 냉기가 제거됩니다. 마음의 냉기가 제거되면 자연히 몸의 병도 치유되고, 건강한 몸과 마음이 됩니다.

우리나라에는 춘하추동 사계절이 있습니다. 그 계절에 따라 몸의 기능이 변합니다. 대자연의 흐름에 인간이라는 소우주가 따르는 것입니다.

벚꽃이 피는 봄은 간장의 계절입니다. 간장의 기능이 가장 활발해지는 시기이지요. 지금까지 배출하지 못한 간장의 독소가 마구 배출됩니다.

꽃가루 알레르기 때문에 콧물이 나고 눈이 가렵고 기침이 나는 것은 간장이 독을 배출하기 때문입니다. 그리고 또 하나 간장의 특징인 오만과 비굴도 잘 나타나며, 정신적으로 불안정해지기 쉽습니다. 감정이 흔들리지 않도록 주의하고 냉기제거를 반드시 하시기 바랍니다.

태양이 불타는 여름은 심장의 계절입니다. 심장에 쌓인 피로를 내뱉고 심장의 병을 치유하려고 합니다. 심장의 독소는 주로 땀이라는 형태로 나오기 때문에 냉방된 실내에만 있어서 땀이 나지 않으면 심장에 부담이 됩니다. 그러므로 여름에는 땀을 많이 흘리는 것이 좋습니다.

심장의 특징은 냉혹입니다. 나만을 생각하고, 남에게 감사하는 마음을 잃어버리는 계절입니다. 충분히 주의하십시오.

열매를 맺는 가을은 폐의 계절입니다. 폐가 독소를 내뱉고 병을 고치려고 합니다. 기침이나 콧물은 폐에서 나오는 독소입니다. 무리하게 약을 먹고 억제하지 말고 냉기를 제거하면서 모든 것을 배출하도록 하십시오.

폐는 대장이나 피부와 관련이 있으므로 설사를 하거나 습진이 생기기도 합니다. 폐의 특징은 욕심이라서 무엇이나 원합니다. 그런 감정이 강해지므로 주의하십시오. 폐의 독소는 배를 움직이는 복식호흡을 하면 잘 배출됩니다.

겨울에는 신장 기능이 좋아져서 독소를 배출하려고 합니다. 오만, 냉혹, 이기, 욕심의 네 가지 비뚤어짐이 심해지면 신장이 나빠지기 때문에 마음의 냉기제거에도 충분히 주의해야 합니다.

춘하추동 환절기를 중심으로 보름 동안은 소화기의 독을 배출하는 계절입니다. 이기적인 마음이 되지 않도록 특별히 주의하시기 바랍니다.

◇◆

# 명현 반응은 병이 호전되는 현상이다

냉기제거가 효과를 발휘하고, 독이 순조롭게 배출되면 명현瞑眩이 일어납니다. 토하기도 하고, 설사를 하거나 혹은 피가 나오는 경우도 있습니다. 이것은 독을 배출하는 힘이 강해졌다는 뜻이므로 걱정할 필요가 없습니다.

그냥 기뻐하면 됩니다. 이러한 명현 반응을 싫어하고 불안하게 생각하면 다시 새로운 독이 만들어져서 좀처럼 치유되지 않습니다.

명현을 불안하게 생각하지 않고 차분하게 받아들이면, 심한 구토나 토혈을 해도 탈수현상이 생기거나 빈혈이 되지 않습니다. 이것은 '독'을 토하고 피로 배출한 것이기 때문에 수분이나 피가 모자라지 않습니다.

마음을 가라앉히고 명현을 견디며 독을 배출하면 자연히 멈춥니다. 2주일 정도 지나면 치유됩니다. 단 불안해하거나 초조해하면 명현 반응이 사라지기까지 몇 십 년이 걸리기도 합니다.

"명현을 하지 않으면 병도 치유되지 않는다"라고 할 정도로 명현은 중요한 호전 반응입니다.

'명현'이란 한방에서 쓰는 말입니다. 한방의 오래된 한 유파流派에서는 '한토하汗吐下'라고 하여 독을 땀으로 내거나, 토하게 해서 내거나, 밑으로 낸다는 생각을 했습니다.

독이 표면에 있을 때는 땀으로 나오지만 중간까지 들어가 있을 때는 토하게 합니다. 더 깊은 곳에 있을 때는 밑으로 나오게 된다는 것입니다. 그리고 병이 치유되었다고 해서 냉기제거를 그만두어서는 안 됩니다. 그만두면 또다시 새로운 원인을 만들게 됩니다.

어떤 사람이 천식을 치유해서 좋아지자 더 이상 치료하러 오지 않았습니다. 그리고 이전대로 냉하게 생활하고 나쁜 것을 먹자 다시 천식이 도졌습니다.

내게 치료하러 오지 않고 강심제를 먹고 속임수를 쓰다가 결국 심장이 멈추어서 식물인간이 되었다는 사람이 둘이나 있습니다. 그러므로 좋은 마음가짐은 평생 가져야 합니다.

냉기를 제거하면 자연히 많이 먹지 않게 됩니다. 그리고 발을 차게 하고 싶지 않고, 그 외에 여러 가지 올바른 본능이 나타납니다. 그것을 그대로 지속하면 됩니다. 그렇게 하면 병이 치유될 뿐 아니라 운세도 바뀝니다.

마음가짐이 바뀌면 자연히 건강하고 행복하게 살 수 있습니다. 그러면 의사를 찾지 않아도 됩니다. 의사를 찾지 않을 수 있는 방법을 의사가 가르치다니, 참으로 아이러니한 이야기입니다. 하지만 의사의 진정한 역할은 의사를 찾지 않아도 건강하게 살 수 있도록 도와주는 일이라고 생각합니다.

◇◆

# 내장에서 독을 배출하면 냉기제거가 시작된다

사람의 몸에는 신기한 기능이 있습니다. 간과 신장이 나빠서 이대로 두면 생명이 위험하다고 할 때는 뇌나 자궁에서 독을 배출하려고 합니다.

과식해서 소화기가 다치면 독은 무릎이나 다리관절, 고관절, 혹은 눈으로 갑니다. 눈물이 나고, 눈꺼풀이 처지고, 다래끼가 생기는 것은 모두 그 때문입니다. 누낭염이나 누선염도 그렇고, 근시는 과식의 독 때문입니다. 폐가 나쁘면 난시가 됩니다. 신장이 나쁘면 망막이 나빠지고, 간장이 나쁘면 녹내장이 됩니다.

그러므로 냉기를 제거하면 수술을 하지 않아도 치유됩니다. 난시에 근시까지 겹쳐서 두꺼운 안경을 쓰던 사람이 2개월 만에 안경이 필요없어졌습니다.

만두를 좋아해서 20개를 한꺼번에 먹어버리는 사람이 있었습니다. 단것을 먹으면 안 된다고 하자 "나이 들어서 아무런 낙도 없는데, 좋아하는 것이나 실컷 먹고 싶습니다"라고 말하며 내 말을 듣지 않았습니다.

처음에는 독이 무릎으로 와서 무릎이 나빠져 병원에 입원했습니다. 그 당시는 원격 치료를 받았습니다. 그 덕분에 많이 좋아져서 기뻐했습니다. 하지만 '단것은 금물'이라고 다시 주의를 주었지만 듣지 않았습니다. 결국 당뇨병으로 백내장이 되고 눈이 보이지 않게 되었습니다.

울면서 마음을 단단히 먹고 다시 치료하겠다고 하길래 냉기제거를 권했습니다. 그러자 1개월 정도 지난 후에 다시 볼 수 있게 되었습니다.

이 사람은 상당히 고집이 세고 지성과 교양이라고는 전혀 없는 할머니라고 생각할지도 모르지만, 실은 비구니입니다. 비구니인데 무엇을 수행했는지 물어보고 싶을 정도입니다.

냉기제거도 상당히 좋은 수행이 됩니다. 나만을 생각하고 남을 생각하지 않으면 70세에 허리가 휘고 여기저기가 나빠집니다. 나는 70세가 넘었지만 50세 때보다 건강합니다.

50세 때 머리카락이 빠져서 정수리 부분은 훤히 들여다보일 정도였고, 흰머리도 많았습니다. 하지만 지금은 머리숱도 많고 아픈 곳이 없습니다.

또한 그 당시에는 이도 아프고 어깨도 아팠습니다. 그리고 조금만 움직여도 숨이 차는 등 많이 힘들었습니다. 단것이라면 초콜릿을 20개 정도 한꺼번에 먹었고, 고기도 좋아했습니다.

하지만 냉기제거를 시작하면서부터 이런 것들을 전혀 생각하지 않게 되었습니다. 먹으면 안 된다고 억지로 참는 것이 아니라 아예 원하지 않게 되었습니다.

칼럼

# 건강하려면 냉기제거를 습관화한다

**실크 양말과 면 양말을 차례차례 겹겹이 5~6켤레 신는다**

발목의 냉기를 제거하기 위해서는 양말을 겹겹이 신어야 합니다. 피부에 직접 닿는 양말은 발가락 양말을 신습니다. 소재는 독을 잘 흡수하는 실크가 가장 좋습니다. 발가락 양말은 발가락과 발가락 사이의 독을 잘 흡수합니다.

두 번째는 면, 세 번째는 실크, 네 번째는 면 양말을 신습니다. 그리고 가장 겉에는 화학섬유로 된 양말이라도 상관없습니다. 몸이 좋지 않을 때는 실크와 면을 차례차례 겹겹이 신으시기 바랍니다. 낮에도 밤에도 겹겹이 신습니다.

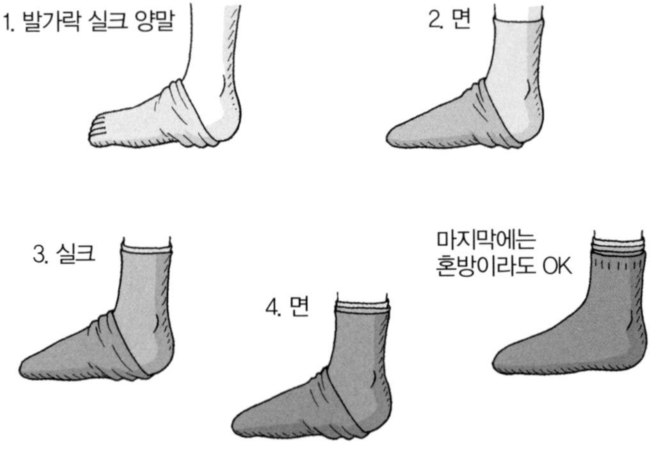

4장

# 냉기를 제거하는 건강식과 먹는 방법

찬 음식은 피하고 따뜻한 음식을 먹습니다.

식탐을 부리면 독이 되고

감사하면서 먹으면 약이 됩니다.

◇◆

# 정제한 음식은 몸을 냉하게 한다

몸을 냉하게 만드는 음식과 몸을 따뜻하게 만드는 음식이 있습니다. 이를테면 우유는 몸을 냉하게 하는 성질이 있기 때문에 아무리 데워서 먹어도 몸을 냉하게 만듭니다.

"우유는 몸을 냉하게 만드는 음식이니 먹지 마십시오"라고 하면 "그럼 데워서 먹으면 되지 않습니까?"라고 되묻는 사람들도 있는데, 그래도 안 됩니다.

우유가 몸을 차게 하는 것은 몸에 들어가서 하는 기능이지, 마실 때의 온도를 말하는 것이 아닙니다. 동물성 지방을 지나치게 섭취하는 것은 몸에 좋지 않습니다.

그 외에도 몸을 냉하게 만드는 음식이 있습니다. 인공적으로 정제한 것이 그렇습니다. 소금도 천일염처럼 해수에서 직접 얻은 것은 괜찮지만 정제한 염화나트륨으로 만든 것은 좋지 않습니다.

마찬가지로 설탕도 흰 것은 좋지 않습니다. 그래뉴당이나 갈색 설탕도 정제한 것이므로 쓰지 않도록 합니다. 흑설탕처럼 정제를 완전히 하지 않은 것을 쓰는 것이 좋습니다. 그것도 아주 적은 양만 사용합니다.

그리고 의사가 처방하는 약도 좋지 않습니다. 정제하지 않으면 허가가 나지 않으므로 정제한 약을 쓰고 있습니다. 그러므로 서양의학에서 쓰는 약은 몸을 냉하게 만듭니다. 한방에서 쓰는 한약은 그렇지 않지만, 그래도 약을 쓰는 것은 치료의 상·중·하 중에서 하에 해당합니다.

사람의 몸과 마음이 좋은 쪽으로만 반응하면 좋으련만, 안타깝게도 몸이 나쁘면 더욱더 나쁜 것을 좋아합니다. 냉기가 심하면 발이 뜨거워져서 발을 차게 하고 싶은 것과 마찬가지로, 더 나빠지고 싶어합니다.

그러므로 간이 나쁘면 술을 좋아합니다. 실은 간이 나빠서 술을 잘 마시는 것인데, '나는 간이 튼튼해서 해독작용이 잘 되기 때문에 술이 세다'라고 생각하는 사람이 많은 것 같습니다. 그러나 사실은 간이 나쁘기 때문에 술을 많이 마시고 싶어하는 것입니다.

또한 폐가 나쁜 사람은 담배를 좋아해서 좀처럼 끊을 수가 없습니다. 의지가 약하고 인격적으로도 문제가 있는 사람은 마약을 좋아합니다.

이러한 악순환의 고리를 끊기 위해서는 먼저 내장內臟을 치유해야 합니다. 내장을 고치기 위해서는 '냉기제거'를 충실하게 실행하십시오. 그러면 반드시 좋아집니다.

◇◆

# 음식에 간장을 찍어먹으면 몸을 따뜻하게 한다

음식 중에서 몸을 가장 따뜻하게 하는 것은 해초류입니다. 해초류는 몸을 따뜻하게 하는 성질이 상당히 강합니다.

해초가 산酸을 만나면 자신이 가진 칼슘을 방출합니다. 사람의 위 속에는 산이 있기 때문에 해초는 위 속에서 자신이 가진 칼슘을 내보냅니다. 그러니 몸에 칼슘이 필요하다고 우유를 마실 필요가 없습니다. 해초가 더 좋습니다.

또한 해초가 알칼리를 만나면 주변의 나트륨을 흡수하는 성질이 있습니다. 장에서는 장액이라는 강한 알칼리성 액체를 분비하기 때문에, 해초가 그 주변의 나트륨을 흡수합니다. 이것은 혈압을 내리는 기능을 하므로 해초를 매끼마다 먹는 것이 좋습니다.

땅 밑에서 성장하는 먹을거리는 몸을 따뜻하게 하는 성질이 강합니다. 홍당무, 무, 고구마, 감자 등이 여기에 해당됩니다. 이 가운데서도 특히 감자류는 생으로 먹는 것이 좋지 않습니다.

음식에 소금을 뿌리면 몸을 따뜻하게 하는 성질로 바뀝니다. 그러므로 생야채는 소금으로 무치거나 절이는 것이 좋습니다. 그 외에도 햇빛에 말리면 몸을 따뜻하게 하는 성질로 바꿀 수 있습니다.

생야채나 과일은 몸을 냉하게 하는 음식이지만, 소금을 뿌려서 먹으면 완화됩니다. 그러나 소금을 너무 많이 섭취하면 혈압에 문제가 생깁니다. 과일이나 생야채를 먹을 때는 간장을 찍어서 먹는 것이 좋습니다.

소금의 독은 아미노산이 완화시켜주기 때문에, 아미노산과 소금이 함께 든 음식인 된장이나 간장이 좋습니다. 어느 것이나 콩과 보리의 단백질을 발효로 분해해서 아미노산을 만들고 있습니다. 이런 말을 들으면 "그럼 과일도 간장을 찍어서 먹습니까?"라고 이상한 표정을 지으며 묻는 사람이 있습니다. 지금까지 자신이 해온 습관과 다르다고 부정하지 말고 시도해보시기 바랍니다.

◇◆

# 음식에 식물성 산을 넣거나 햇빛에 말려 먹는다

몸에 해가 되는 음식이라도 해를 줄이도록 연구하면 됩니다. 귀찮더라도 조금 연구해서 먹으면 좋습니다.

동물성 지방에는 식물성 산을 첨가하는 것이 비결입니다. 레몬이나 유자의 즙을 뿌려서 먹으면 해가 줄어듭니다. '생선 탄 부분에는 발암성이 있다'고 하는데 식물성 산을 뿌리면 그것이 사라집니다.

이때 감귤류는 과일이니 그 해를 완화하기 위해서는 간장을 조금 첨가해야 합니다. 즉 감귤류를 짠 즙에 간장을 첨가하면 가장 바람직합니다. 감귤류는 수확 계절에 짜서 냉장 보관해두면 요긴하게 잘 쓸 수 있습니다.

껍질째 넣어도 좋습니다. 하지만 껍질을 제거하고 짜는 것이 맛은 더 좋습니다. 일본에서는 예부터 꽁치를 먹을 때 감귤류의 즙을 짜서 뿌려 먹었습니다. 옛날 사람들의 식사법은 참으로 합리적이고 지혜의 산물입니다.

당신은 스테이크를 먹을 때 반드시 소스가 있어야 한다고 생각하십니까? 실은 간장이 더 좋습니다. 간장은 몸에 좋고 각종 음식과 잘 어울리기 때문에 외국에서도 평판이 좋습니다. 바비큐에는 바비큐소스, 불고기에는 불고기소스가 필요하다고 생각하지 마십시오. 모두 간장으로 충분합니다.

햇빛에 말린 식재료에는 몸을 따뜻하게 하는 성질이 있습니다. 야채로는 햇빛에 말려서 자른 무말랭이, 표고버섯 말린 것, 말린 고구마 등이 있습니다. 그러나 최근에는 기계로 말리는 것이 많으니, 먹기 전에 햇빛에 한 번 말리는 것이 좋습니다. 백설탕이나 정제한 소금도 그대로 쓰기보다는 병에 넣은 채 1~2시간 정도 햇빛에 말려서 사용하면 해가 적어집니다.

말린 표고버섯을 먹을 때, 대부분의 사람들은 줄기 부분을 버리는데 그 부분을 먹는 것이 좋습니다. 그런 점에서는 원숭이가 사람보다 영리합니다. 원숭이는 표고버섯의 우산 부분은 떼서 버리고 줄기 부분만 먹습니다.

표고버섯의 줄기 부분이 좋다고는 하지만 딱딱해서 그대로 먹을 수 없다면 잘게 썰어서 먹도록 합니다. 버섯에는 항암성분도 있기 때문에 적극 추천합니다.

◇◆

# 백미보다 현미를 먹어야 한다

옛날에는 백미가 너무 비싸서 현미만 먹었습니다. 그리고 보리와 수수, 조 등의 잡곡을 먹기도 했습니다. 실은 이것이 건강식입니다.

지금 백미만 먹는 사람들은 백미에 보리나 수수 등의 잡곡을 10% 정도 섞어서 먹도록 해보십시오.

현미를 먹을 때는 압력솥을 쓰지 않도록 합니다. 고온·고압으로 인해 현미의 모양이 부서집니다. 그래도 현미는 딱딱해서 먹기가 불편한 사람은 죽으로 만들어 드십시오. 죽으로 만들어도 깔깔하게 입에 씹히는 것이 남으므로, 콩을 삶듯이 오랫동안 삶으면 부드러워집니다.

죽 쑬 때 물의 양은 밥을 지을 때의 몇 배라는 등 이것저것 따지지 말고 무조건 많이 넣고 끓이면 됩니다.

처음에는 약한 불로, 한 번 끓고 난 다음에는 중간 정도의 불로 끓입니다. 처음부터 강한 불로 끓이면 안에까지 열이 전달되지 않고 바깥만 먼저 익습니다.

이런 점을 조심하면서 끓이면 밥과 비슷한 제대로 된 죽을 만들 수 있습니다.

시간은 한 시간 정도. 이것은 내가 직접 만들어본 경험으로 말씀드리는 것입니다. 하루에 한 컵 정도면 충분합니다.

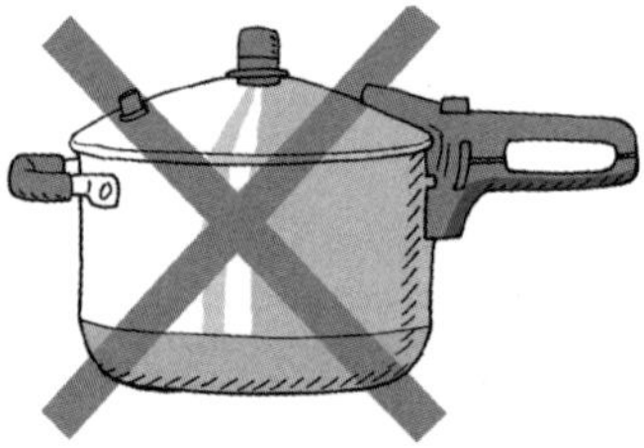

압력밥솥은 쓰지 않는다

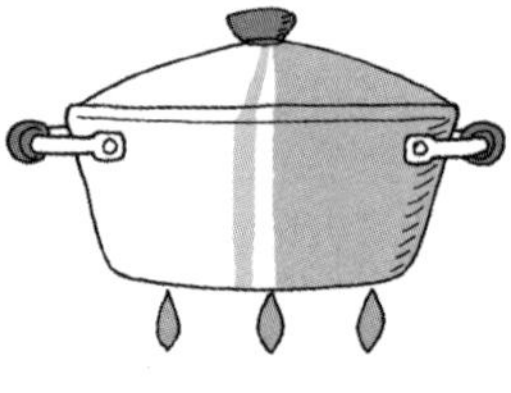

처음에는 약한 불에…

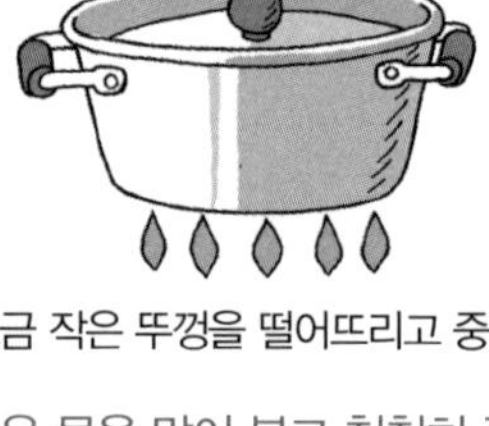

냄비보다 조금 작은 뚜껑을 떨어뜨리고 중간 불에서…

현미죽은 물을 많이 붓고 천천히 끓인다.

현미죽에 익숙해지면 현미밥으로 바꾸는 것이 좋습니다. 최근에 나온 전기밥솥 중에는 현미밥을 만들 수 있는 기능을 갖춘 것도 있습니다.

물에 세 시간 이상 담갔다가 밥을 하면 충분히 맛있게 먹을 수 있습니다. 잘 씹으면 깊은 맛이 있고 향도 좋아서 맛있게 즐길 수 있습니다. 영양 면이나 잘 씹는 습관 면에서도 현미밥을 추천합니다.

◇◆

# 설탕이나 인공감미료는 몸과 마음을 망가뜨린다

개업했을 당시의 이야기입니다. 몸이 좋지 않고 기력이 없다는 사람을 치료했습니다. 그런데 아무리 치료를 해도 좀처럼 좋아지지 않았습니다. 그 원인을 알 것 같았습니다.

"당신 단것을 먹지요?"

라고 환자에게 질문하자,

"단것이나 설탕은 먹지 않습니다."

라고 대답했습니다. 이상하게 생각되었습니다.

"그럴 리가 없는데……."

"선생님께서 단것을 먹으면 안 된다고 해서 인공감미료를 먹고 있습니다."

이것이 범인이었습니다. 인공감미료는 과학적으로 정제하고 합성한 것이기 때문에 백설탕보다 더 나쁩니다.

다른 예로, 치료를 해도 몸이 조금도 좋아지지 않는 사람이 있었습니다. 이상하다고 생각되어 질문을 했더니 이렇게 대답하더군요.

"아무리 먹지 않는다 해도 영양분은 섭취해야 하기 때문에, 음식물을 줄이고 영양 드링크제를 마셨습니다."

드링크제나 청량음료에는 설탕이 많이 들어 있습니다. 백설탕이 대개 10% 이상 포함되어 있습니다. 하루에 일부러 백설탕 200g을 섭취하려고 해도 참 힘듭니다. 그런데 그것을 섭취하고 있었던 것입니다. 청량음료나 드링크제를 하루에 2L 마시면, 설탕이 10% 함유되어 있으니 설탕을 200g 먹은 셈이 됩니다. 몸에 나쁜 것은 당연한 일입니다.

설탕을 수분으로 섭취하면, 한꺼번에 흡수되어 혈당치가 올라갑니다. 항상 그런 상태이기 때문에 저혈당이 되면 안절부절 못하고 폭력성이 나타납니다. 그래서 정신적으로 불안해지고 여러 불상사를 일으키게 됩니다.

현재 발생하고 있는 청소년 범죄의 원인 중 하나도 이 때문이라고 할 수 있습니다. 마약에 관한 무서움은 알아도 설탕에 관한 무서움은 모르는 사람이 많습니다. 자신도 모르는 사이에 정신과 몸이 망가져가고 있습니다.

음료수로는 녹차가 좋습니다. 상당한 독을 배출하고, 냉기를 제거합니다. 녹차는 반드시 유기농법으로 재배된 것을 이용하십시오.

◇◆

# 유기농 쌀이 더 강하고 몸에도 좋다

농업은 단일 작물을 밀식하면 좋지 않습니다. 풀 하나 나지 못하게 하는 것은 좋지 않습니다. 그것은 식물 본래의 생활이 아니기 때문입니다.

식물은 다양한 것들과 함께 서로 비료를 얻고 햇빛을 받으면서 자라야 합니다. 그것이 자연입니다. 그러므로 자연에서 벗어나 생활하도록 하는 것은 바람직하지 않습니다. 화학비료를 쓰거나 비닐하우스에서 키우면 병충해가 더 잘 생겨서 농약을 쓰지 않을 수 없게 됩니다.

벼농사는 볍씨를 직접 파종하는 직파를 하고, 제초작업을 하지 않고, 유기비료를 쓰고……, 이렇게 하면 대개 벼농사가 되지 않을 것으로 생각되지만, 몇 년 동안 지속적으로 하면 수확이 점점 늘어납니다.

이렇게 농사를 짓는 곳이 있는데, 태풍이 와도 벼가 쓰러지지 않는다고 합니다. 줄기가 굵고 벼 하나에 쌀알이 120개 정도 열립니다. 보통의 벼는 하나에 100개 정도 열립니다. 또한 화학비료로 기르는 벼는 희고 불투명하며 알이 작아서 좋은 쌀이 아닙니다. 끝부분이 옅은 녹색인 작은 알이 섞여 있습니다.

볍씨를 직접 파종한 쌀은 끝에서 끝까지 전부 반투명하고 둥글둥글한 모양입니다. 이런 방법으로 농사를 지으면 품질이 훨씬 좋습니다. '직접 파종한다', '풀을 뽑지 않는다', '화학비료를 쓰지 않는다', 이런 방식으로 농사 짓는 사람의 논밭은 역시 다릅니다.

"그 사람의 논은 어디에 있습니까?"라고 물어보면 "피가 많이 나 있는 곳이니 금방 알 것이오"라고 말합니다. 피도 벼와 함께 자라고 있습니다. 수확할 때 서로 섞일까봐 걱정이 되지만, 기계로 선별하면 됩니다. 피의 씨는 날아가기 때문에 섞이지 않습니다.

적은 노동으로 좋은 것을 만들면, 수입이 같더라도 수고가 덜 들었으니 이익이 크다고 할 수 있습니다.

농작물도 비료를 더 많이 얻기 위해서 잡초들과 경쟁을 하면서 자라면 강한 것이 만들어집니다. 즉 활력 있는 것이 만들어집니다. 화학비료나 제초작업을 거쳐 재배된 쌀과 비교하면 영양성분은 같더라도 활력은 확실히 다릅니다. 그러니 그런 쌀을 먹는 사람은 튼튼해집니다.

◇◆

# 유기농법으로 재배한 농산물을 먹어야 한다

닭장에서 키우는 닭은 주둥이 끝을 자릅니다. 서로 찌르지 않게 하기 위해서입니다. 닭장을 몇 층으로 쌓고 그 속에서 주어진 먹이만 먹고 달걀을 만듭니다.

닭은 본래 서로 찌르고 싸웁니다. 그런데 본래 가진 모습에서 벗어난 생활을 하면 스트레스로 몸이 나빠집니다. 몸이 나빠져서 달걀을 만들지 못하면 곤란하기 때문에 약을 먹입니다. 이런 부자연스러운 환경에서 낳은 달걀을 먹으니 달걀 알레르기가 생깁니다.

다음은 실제로 있었던 재미있는 이야기입니다.

자연 상태에서 키운 닭고기와 달걀을 파는 사람이 있었습니다. 그곳의 닭은 유기비료로 기른 야채를 먹고, 산에서 자라니 땅을 파서 벌레도 먹고 있습니다. 그 양계장에서는 견학 온 사람들에게 달걀로 요리를 해서 대접했습니다.

그런데 얼마 후 한 어머니가 자신이 데리고 온 아이가 달걀을 먹은 사실을 뒤늦게 알고 깜짝 놀라며 말했습니다.

"실은 이 아이는 달걀 알레르기가 있습니다. 먹고 난 다음 생각이 났는데, 알레르기 증세가 나타나지 않는군요."

즉 달걀의 단백질에 유해한 물질이 없을 경우, 이종단백異種蛋白이 되지 않기 때문에 알레르기 반응이 일어나지 않습니다. 과학적 물질이 함유된 단백질은 이종단백이 됩니다. 그러니 사람인 우리도 유기농법으로 재배한 채소나 쌀을 먹어야 합니다.

독일에서는 수십 년 전에 농작물을 수확하지 못하게 된 일이 있었습니다. 화학비료로 인해 흙이 힘을 잃었기 때문입니다. 화학비료를 이용한 농업은 이제 그만두어야 합니다.

주위에 잘 찾아보면 유기농법으로 열심히 농산물을 재배하는 사람들이 의외로 많습니다. 그러니 잘 찾아보십시오. 최근에는 유통·교통·통신이 발달해서 아무리 먼 곳이라도 택배로 받아 먹을 수 있습니다.

그리고 무서운 것은 수입 농산물입니다. 모든 먹을거리는 세

관에 들어오는 순간, 농약을 뿌리고 소독합니다. 아무리 "원산지에서 유기농법으로 길렀습니다"라고 해도 수입되는 순간 농약이 뿌려집니다. 자기 나라에서 제대로 유기농법으로 재배하고 있는 곳의 먹을거리를 찾는 것이 최선입니다.

◇◆

# 음식은 잘 씹어서 먹어야 한다

음식은 잘 씹어서 먹으면 소화 흡수가 잘 되기 때문에 적은 양으로도 칼로리를 보충할 수 있습니다. 전에는 밥을 세 그릇이나 먹었지만, 이제는 한 그릇으로 충분하다는 것입니다. 그러니 먹고 싶은 것을 참지 않아도 되고, 무리한 다이어트로 거식증이 되거나 과식증이 되는 일도 없습니다. 무조건 열심히 씹으면 됩니다.

잘 씹으면 턱뼈가 단련되어 턱이 튼튼해집니다. 턱뼈가 잘 발달하지 않으면 치아도 나쁘게 자리를 잡습니다. 미용을 위해서라도 잘 씹는 것이 좋습니다.

또한 잘 씹으면 식중독에 걸리지 않습니다. 음식 속에 있는 세균에까지 위산이 전달되지 않기 때문에 효과를 발휘할 수 없습니다. 식중독이나 O-157(장출혈성 대장균)이 두려운 사람은 잘 씹어서 드십시오.

타액 속에는 항암성 물질이 함유되어 있다는 사실도 최근에 발표되었습니다. 잘 씹으면 타액의 분비도 좋아집니다.

잘 씹으면 젊어지고 머리도 좋아집니다. 타액선 중 하나인 이하선은 귀밑에 있는데, 파로틴이라는 호르몬이 나옵니다. 파로틴은 젊음, 즉 생명력을 강하게 하는 기능이 있습니다.

또한 턱의 근육을 자주 쓰면 뇌가 자극되어 머리의 기능이 좋아집니다.

오랫동안 씹는 것이 지루하다면 식사를 하면서 텔레비전을

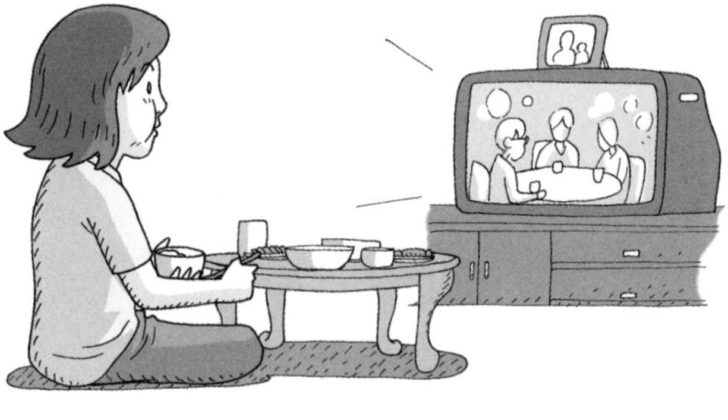

잘 씹으면 턱뼈가 발달한다. 식사를 하면서 텔레비전을 보는 것은 좋다.

보는 것도 좋습니다. 여기서 "텔레비전을 보면서 식사를 하는 것은 좋지 않지만, 식사를 하면서 텔레비전을 보는 것은 좋다"고 말하겠습니다. 그 둘은 분명히 차이가 있습니다.

텔레비전에 빠져서 제대로 씹지도 않고 삼키는 것은, 텔레비전을 보면서 식사를 하는 것입니다. 그렇지 않고 잘 씹으면서 지루하지 않기 위해서 텔레비전을 보는 것은, 식사를 하면서 텔레비전을 보는 것입니다.

◇◆

# 몸에 좋은 장내 세균은 채식으로 만든다

식사에서 중요한 것은 장내 세균군에 관한 것입니다. 대장 속에는 수백 종류의 다양한 세균이 있습니다. 그런데 재미있게도 사람의 성격이나 체질, 생활의 정도에 따라 그 종류가 다릅니다.

대부분 유산 발효하는 균인데, 이것은 곤약이나 해초류 등 위나 소장에서 소화되지 않는 것까지 소화해줍니다. 그 증거로 곤약을 씹지 않고 먹어도, 다음날 변으로 그 덩어리가 나오는 일은 없습니다. 곤약은 장에서 잘게 소화되기 때문입니다.

이제까지 곤약은 소화되지 않는다고 생각했습니다. 위나 췌장의 소화액, 소장의 소화액 등을 시험관에 넣고 그 속에 곤약을 담근 다음 장시간 두었지만 아무런 변화가 없었기 때문입니다.

그래서 소화되지 않는다고 생각했습니다.

그러나 살아 있는 사람의 장 속에 넣은 것이 아니었기 때문에 알지 못했던 것입니다. 최근에 이에 대해 정확하게 밝혀졌습니다.

유산 발효하는 균은 장아찌 속에 함유된 세균과 비슷한 기능을 하고, 비타민 C를 만듭니다. 배추를 둘로 나누어서 하나는 소금에 절이기 전에 측정하고, 또 하나는 소금에 절인 다음에 측정해보니 비타민 C가 많아졌음을 알 수 있었습니다.

비타민 C를 섭취하기 위해 사과를 매일 먹어서 몸을 냉하게 만들기보다는, 사과가 꼭 먹고 싶다면 사과를 잘라 소금에 절여서 먹는 것이 좋습니다. 그러면 과일의 해가 없어집니다. 간장을 뿌리면 생으로 먹어도 독이 적어집니다.

가열 조리를 하지 않은 생채소는 몸을 냉하게 만드므로, 생으로 먹고 싶다면 소금에 절여서 먹습니다. 채식을 하면 유산 발효균이 늘어나지만, 육식을 하면 젖산 발효균이 늘어납니다. 이것은 산소를 좋아하는 균입니다.

그러므로 장아찌를 만들 때 자주 저어서 산소를 넣어주지 않으면 좋은 균을 만들 수 없습니다. 자주 저어주지 않으면 젖산 발효균이 많아져서 나쁜 냄새가 나고, 맛이 없으며 신맛이 날 뿐입니다. 그럴 때는 조개 껍데기를 넣어서 녹이면 칼슘으로 산을 중화합니다. 사람은 닭이 아니기 때문에 조개 껍데기를 먹을 수 없지만, 채식을 하면 젖산 발효균은 늘어나지 않습니다.

그러나 육식을 하면 장아찌를 잘 관리하지 않는 것과 마찬가지로 젖산 발효균이 증가합니다. 이것은 몸에 좋지 않은 것들을 만들어냅니다. 안절부절 못하고 집중력이 떨어지게 됩니다.

아이들이 차분하게 공부하기를 바란다면 스테이크나 불고기 등 고기가 든 음식을 먹여서는 안 됩니다. 김치나 장아찌와 같은 것을 먹이고 채식을 하도록 합시다.

◇◆

# 천연 소재의 세제를 쓰고 숯으로 물을 정화한다

설거지를 하고 목욕을 하고 머리를 감는 일은 모두 세제를 직접 몸에 묻히는 것이니, 몸에 해로운 세제를 써서는 안 됩니다.

우리 집에서는 오렌지 껍질의 기름을 원료로 해서 만든 '오렌지 X'라는 세제를 사용합니다. 공해 걱정도 없고 잘 씻겨 내려가서 이 세제를 좋아합니다. 오렌지향이 나서 기분도 상쾌해집니다.

설거지할 때뿐만 아니라 목욕을 할 때나 머리를 감을 때, 그리고 기름때를 씻을 때도 이용할 수 있습니다. 화장실 냄새가 날 때도 이것을 분무기에 넣어서 뿌리면 없어집니다.

뉴욕의 지하철은 낙서로 유명합니다. 그 낙서를 지운 것이 바

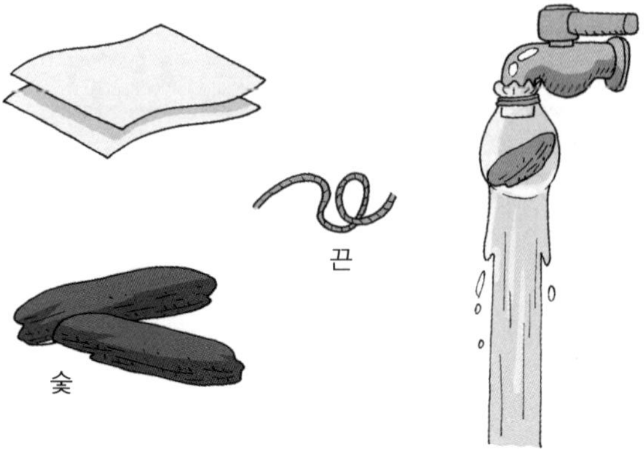


비싼 정수기를 구입하지 않아도 숯으로 물을 정화할 수 있다.

로 '오렌지 X'입니다.

일본의 한 섬이 중유로 더러워졌을 때, 바위 틈에 남은 기름을 지운 것도 '오렌지 X'라는 이야기가 있습니다. 이처럼 세제는 천연 소재로 만든 것을 이용해야 몸에도 부작용이 없어서 좋고 공해를 줄일 수 있어 지구 환경에도 더욱 좋습니다.

또한 물을 깨끗하게 하기 위해서 숯을 활용하면 좋은 결과를 얻을 수 있습니다. 주머니 속에 숯을 넣고 수도꼭지에 달아두면 비싼 정수기를 구입하지 않아도 충분히 깨끗하고 좋은 물을 마실 수 있습니다.

1~2주일 정도 사용하고 교환하는데, 사용한 것은 5분간 끓인

다음 햇빛에 말리고 다시 쓸 수 있습니다. 1년 정도 사용한 후에 버립니다. 밭에 버리면 토양 개량에도 도움이 됩니다.

그리고 차를 마신 다음 그 찌꺼기를 모아서 플라스틱 병에 담고, 병 옆구리에 칼집을 넣은 다음 물탱크 속에 담아두는 방법도 있습니다. 물론 숯을 이용해도 됩니다.

모두가 협력하면 돈을 들이지 않고도 물을 깨끗하게 정화할 수 있습니다.

◇◆

# 내 식사는 현미밥에 김, 해초류와 콩, 장아찌

"그럼 당신은 무엇을 먹고 삽니까?"라는 질문을 자주 받습니다. 나는 현미밥에 김만 먹는 식사가 대부분입니다(한 끼에 한 그릇). 김은 요리를 하지 않은 생김을 먹는데 봉투에 든 것은 비싸서, 김밥용 김을 4~5cm의 크기로 잘라 밥을 싸서(엄지손가락 크기 정도) 입에 넣습니다.

이것만으로도 충분히 맛있게 먹을 수 있습니다. 맛이 없다고 느끼거나 국물이 먹고 싶은 것은 신장이 나쁘거나 당뇨병이 있다는 증거입니다.

반찬은 해초류(미역)와 콩(대두가 주)만으로 칼로리, 비타민, 미네랄 등을 충분히 얻을 수 있기 때문에(물론 이 두 가지가 냉기제거에 가장 도움이 되는 먹을거리입니다) 이 두 가지를 주로 먹습니다. 돈도 안 들고 별다른 수고도 전혀 들지 않습니다.

콩을 요리할 때는 다시마를 넣고 간은 하지 않습니다. 간을 한다고 해도 아주 조금, 소금이나 간장만으로 합니다. 된장이나 청국장은 권장하는 음식입니다. 마른 미역도 가루로 만들어 넣어 먹으면 맛있습니다.

미역된장국도 좋습니다. 카레라이스에는 고기 대신 두부를 넣어도 됩니다. 당근과 감자도 넣습니다. 무, 당근 등은 물론 잎도 먹습니다. 잎은 쪄서 먹기도 하고 볶아서 먹기도 합니다. 장아찌로 만들면 맛있고 비타민 C도 풍부합니다.

이렇게 연구하면 바른 식사의 내용이 풍부해지고 맛있게 요리할 수 있습니다.

또 나는 차(녹차)가 독을 가장 잘 배출하기 때문에 계절을 불문하고 차를 즐겨 마십니다.

간장이 나쁜 사람에게는 보리차를 권합니다. 차를 비롯한 음료수는 특별히 뜨겁게 하거나 차게 하지 않고 미지근한 온도로 마시는 것이 좋습니다.

미역, 소금, 간장, 된장 등은 식품의 해를 제거하는 데 도움이 됩니다.

◇◆

# 혈당이 부족할 때 먹기보다는 냉기를 제거하자

한 끼만 굶어도 저혈당이 되어 몸이 떨린다는 사람이 있습니다. 그것도 살찐 사람이 말입니다. 혈당 중의 포도당이 부족하면 저혈당이 일어납니다만 한 끼 정도는 굶어도 괜찮습니다.

혈당이 부족하면, 지방을 분해해서 포도당으로 만들어 보충합니다. 지방이 없어지면 단백질을 분해해서 보충합니다. 그러면 질소가 필요 없어져서 소변 속에 질소가 많아집니다. 이렇게 몸은 하루 세 끼를 꼭 먹지 않아도 살아갈 수 있습니다.

학창시절 사체 해부를 했을 때 이 현실을 눈으로 확인했습니다. 바짝 마른 할머니였는데, 장단지를 잘라보니 마치 콩이 나열되어 있는 것처럼 피하지방이 한쪽 면에 붙어 있었습니다.

그때 이렇게 말라도 지방이 있다는 사실을 알았습니다. 그러니 한 끼 정도 먹지 않아도 걱정할 필요가 없습니다. 한 끼 먹지 않았다고 어지럽고 몸이 떨리는 사람은, 과식을 해서 소화기가 나빠졌기 때문에 위험신호를 보내고 있는 것입니다.

소화기가 나빠졌을 때 많이 먹으면 더욱 나빠집니다. 소화기는 가능한 한 먹지 않도록 하기 위해서 구내염을 만들거나, 이를 아프게 하거나, 잇몸을 붓게 하는 입병을 유발해서 '이제 그만 먹으세요'라는 신호를 보냅니다. 이럴 때는 먹지 않고 반신욕으로 냉기를 제거한 다음 푹 자면 됩니다.

복잡골절은 좀처럼 치유되지 않아서 깁스로 고정합니다. 그런데 고정하지 않고 반신욕을 한 다음 먹지 않고 잠만 잤더니 깨끗하게 치유되었다는 사람이 있습니다. 몸에서 독이 없어지면 몸은 자연히 정상으로 되돌아갑니다.

60년 전의 화상 상처가 냉기제거로 깨끗이 없어졌다는 사람도 있습니다.

냉기를 제거하면 자연치유력이 기능해서 몸이 원래의 상태로 돌아옵니다. 그러므로 한 끼를 굶었다고 어지럽거나 몸이 떨리는 사람은 이것을 내장이 나쁘다는 신호라고 생각하고, 바로 냉기제거를 시작하십시오.

칼럼

# 몸에 좋은 식사법, 독소를 배출하는 식사법

## 과식하면 이런 증상이 나타난다

병은 대개 과식에서 옵니다. 보통 "하루에 세 끼는 반드시 드십시오"라고 하지만 이것은 너무 많습니다.

'식욕이 없다'는 것은 몸이 충분히 먹었으니 더 이상 먹지 말라고 호소하는 것입니다. 이럴 때는 무리하게 먹지 말고 위장을 쉬게 합니다.

공복일 때 몸의 독소가 더 잘 빠집니다. 병을 고치려고 하기 때문에 냉기를 제거하면서 충분히 배출하고 있습니다.

독소가 배출되면 몸은 이전보다 좋아집니다.

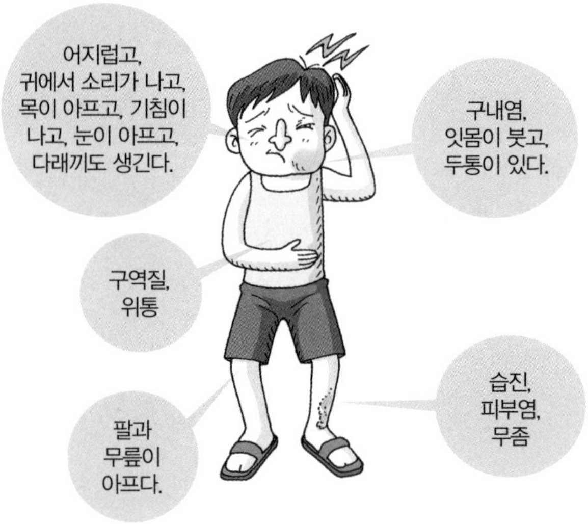

5장

# 냉기제거로 치유할 수 있는 병

냉기제거에 늦었다는 말은 없습니다.

지금이라도 당장 냉기를 제거하면

자연치유력이 좋아집니다.

◇◆

# 불임 극복을 위한 냉기제거

최근 불임이 많아졌다거나 정자의 힘이 약하다는 말을 많이 듣습니다. 그런데 텔레비전에서는 "40대 남자의 정자를 조사해 보았더니 대개 표준 숫자이고 힘도 세며, 제대로 된 모양으로 헤엄치고 있다"고 합니다.

내가 50년 전에 조사할 때는 정자의 움직임이 빨라서 제대로 관찰할 수 없을 정도였습니다. 그런데 최근 20대의 정자를 보면 그 수가 반이고, 모양도 이상한 것이 많으며 움직임도 나쁩니다. 그러니 불임 부부가 많아지는 것도 당연합니다.

아무튼 그런 이유로 아이들이 줄어들고 있습니다. 남성만이 아니라 여성의 몸도 나빠졌습니다. 예전에는 허리가 가늘고 골반이 넓은(가슴과 비교해서 골반이 더 넓었습니다) 체형이 보통이었습니다. 어깨가 넓은 사람이어도 골반이 가슴보다 더 넓었습니다.

그런데 지금은 골반이 가슴 폭보다 좁은 사람이 많고, 엉덩이는 옆에서 봤을 때 튀어나와야 하는데 납작한 사람이 많습니다. 특히 젊은 사람 중에 그런 체형이 많습니다.

믿기 어렵지만, 비쩍 마른 팔다리를 가진 여성을 좋아하는 남성들이 많다고 합니다. 그래서 무리하게 다이어트를 하는 여성이 많은 것 같은데, 그런 사람들끼리 결혼하면 제대로 된 자식을 얻을 수 없습니다. 제대로 된 성생활을 할 수도 없습니다.

불임인 사람이 냉기제거를 열심히 하면 임신을 합니다. 결혼한 후 5년간 임신을 하지 못해서 산부인과를 찾은 부부가 있었습니다. 그들은 "평생 아이를 가질 수 없습니다"라는 안타까운 소리를 들었습니다. 그런데 이 부부가 냉기제거에 관한 이야기를 듣고 열심히 실행했더니 5개월 만에 임신했습니다.

냉기를 제거하면 자식을 얻을 수 있는 몸이 됩니다.

물론 남성도 냉기를 제거해야 합니다. 상대의 냉기가 심하면 아무리 내 몸이 건강해도 임신이 잘 되지 않습니다. 부부가 함께 실행해야 합니다. 포기하지 말고 둘이 함께 열심히 노력해서 꼭 사랑의 결실을 얻으시기 바랍니다.

◇◆

# 냉기를 제거하면 고령 출산도 두렵지 않다

냉기를 제거해서 몸이 건강하면 임신을 해도 입덧을 하지 않습니다. 그러니 생리가 몇 개월 없어도 처음에는 임신인 줄 모르고 지나갑니다.

그리고 임신기간이 짧아집니다. 보통은 10개월 10일, 즉 40주라고 합니다만 2~3주 정도 빨라집니다. 그 이유는 태아의 발육이 빨라서 오랫동안 배 속에 있을 필요가 없기 때문입니다. 이 경우 빨리 나와도 조산이나 미숙아가 아닙니다.

9개월 반이 지나서 검진을 받으러 병원에 간 사람이 있었습니다. 그런데 "당신은 곧 출산할 것 같으니 바로 입원하십시오"라는 말을 들었습니다. "그럼 짐을 가지러 잠깐 다녀오겠습니다"

라고 했더니, "그럴 시간이 없습니다"라고 하는 바람에 바로 분만대 위로 올라갔다고 합니다.

아침부터 아랫배가 조금 당기는 느낌이 있기는 했다고 합니다. 옆 분만대에서는 20세 정도의 산모가 소리를 지르고 있어서, 자신도 그럴 거라고 생각했는데 얼마 후 바로 "응애~" 하는 울음소리와 함께 출산했습니다.

분만대에 올라가서 '응애~'라는 소리를 듣기까지 40분 정도밖에 걸리지 않았습니다. 특별히 아프지도 않았고 산모나 아이 모두 건강했습니다.

이 사람은 만혼으로 고령 출산(40세에 초산)이었습니다. 냉기제거를 열심히 하면 이처럼 고령 출산도 두렵지 않습니다.

냉기제거를 열심히 하면 출산할 때 진통에서 후산까지 1시간에서 4시간 정도면 충분합니다. 물론 무통입니다. 아프다는 것은 냉해서 산도가 딱딱하기 때문입니다. 이것을 무리하게 늘려서 나오려고 하니 아픈 것입니다.

건강한 사람은 아기가 나올 때가 되면 산도가 자연히 부드러워집니다. 그것이 자연스러운 출산입니다.

◇◆

# 임신 중의 건강과 순산을 위한 냉기제거

난산 끝에 사내아이를 둘 낳은 사람이 있습니다. 출산 후 침대 위에서 24시간 동안 꼼짝도 못 했다고 합니다. 그리고 의사로부터 더 이상 아이를 가지는 일은 위험하다는 말을 들었습니다. 그만큼 난산이었습니다.

그러나 여자아이가 갖고 싶어서 기도하는 마음으로 냉기제거를 시작했습니다. 양말을 겹겹으로 신고, 아랫도리는 따뜻하게 하고, 반신욕을 하고, 식사에 주의했습니다. 그리고 얼마 후 그토록 원하던 임신을 했습니다.

그런데 이번에는 전에 임신했을 때와는 전혀 달랐습니다. 먼저 몸이 참 편해서 임신하지 않았을 때와 별 차이가 없었고 피곤하지도 않았습니다. 높은 곳으로 손을 올리거나, 무거운 것을 들거나, 차를 운전하거나, 자전거를 타거나 해도 아무렇지도 않았습니다.

예정일 3일 전까지 알고 지내던 야채가게에서 무거운 것을 들기도 하고 정리하는 일을 도왔다고 합니다. 야채가게 주인이 걱정을 하며 괜찮냐고 물어볼 정도로 건강하게 일을 도왔습니다. 또한 배가 많이 부르지 않아서 임부복도 필요없을 정도였습니다.

냉기를 제거하면 임신 중에도 참 편안합니다. 몸이 피곤하지 않고 배도 많이 부르지 않아서 평상시처럼 일할 수 있습니다. 그리고 순산을 합니다. 회음 부위가 조금 찢어질 뿐이라 한 바늘 정도 꿰매면 됩니다.

처음부터 골반이 비뚤어져 있는 여성이 냉기제거를 하면 비뚤어진 정도가 많이 좋아집니다. 그런데 한 여성이 아직 완전히 좋아지지 않은 상태에서 결혼을 하고 임신을 하게 되었습니다.

산부인과에서 "골반이 많이 비뚤어져 있으니 제왕절개를 해야 합니다"라고 해서 제왕절개를 하기로 했습니다. 그런데 수술 날짜를 기다리는 사이에 자연분만을 했고, 4시간밖에 걸리지 않았습니다. 출산 후에도 계속 냉기제거를 하여 산모와 아이 모두 건강합니다.

또한 진통이 있어서 병원에 전화했더니 "지금 상태로 봐서 오후에 오시면 될 것 같습니다"라고 했습니다. 그런데 전화를 끊자마자 진통이 심해져서 119 구급차를 부르고, 현관까지 나오는 도중에 아이를 출산했다는 사람도 있습니다. 이렇게 놀랄 만큼 쉽게 출산하는 사람도 있습니다.

◇◆

# 생리통, 갱년기 장애의 고민도 냉기제거로 해소

"생리통의 원인은 무엇일까요? 바로 생리가 있기 때문입니다."

이렇게 진지하게 말하는 대학 교수가 있습니다. 생리를 없애면 생리통이 없어진다는 말은 물론 맞는 말이기도 합니다. 그래서 약을 써서 생리를 없앱니다. 그러면 생리통이 없어지는 사람도 있지만 약이 효과가 없는 사람도 있습니다.

생리는 매월 있어야 하는 것입니다. 이것을 약으로 없앤다는 것은 말도 안 되는 소리입니다. 더욱 나쁜 예도 있습니다.

"생리는 왜 하는 건가요?"

"난소가 있기 때문입니다. 그러므로 난소를 제거하면 생리는 없어집니다."

그리고 당사자가 원하면 난소 제거 수술을 합니다. 한쪽을 제거해도 없어지지 않으면 다른 한쪽도 제거합니다.

이런 것을 텔레비전에서 보았는데 정말 무서웠습니다.

"두통의 원인은 무엇인가요?"

"머리가 있기 때문입니다. 그러니 머리를 없애면 두통이 없어집니다."

이런 말과 같은 것 아닙니까? 정말 무서운 말입니다.

냉기를 제대로 제거하고 진정으로 건강해지면 생리통은 자연히 사라집니다. 이것은 단언할 수 있습니다. 생리량도 생리일 것 같아서 화장실에 가면 한꺼번에 왕창 쏟아지고는 그것으로 끝납니다. 그러니 생리대도 필요없습니다. 그렇게 되지 않는 사람은 아직 냉기제거가 부족한 것입니다. 생리통으로 고생하는 사람은 몸이 냉하기 때문입니다.

그리고 생리할 때 냄새가 심하게 나는 사람이 있습니다. 이것은 성기에서 독을 배출하기 때문입니다. 성기가 나쁜 사람일수록 냄새가 심합니다. 냉기제거를 잘 해서 몸 상태가 좋아지면 냄새도 없어집니다.

폐경은 55세에서 65세 사이에 오는데 어느 날 갑자기 없어집니다. 이것으로 끝입니다.

주변에 이런 예가 있었습니다. 그녀는 55~56세에 냉기제거를 시작했습니다. 두통이 사라지고 몸이 좋아져서 다른 사람들에게도 권하는 사이에 생리가 갑자기 없어졌습니다. "이번 달에는 없네. 이번 달에도 없네" 하는 사이에 없어졌습니다.

폐경이란 난소의 기능이 바뀌는 것인데, 냉기제거를 해서 건강해지면 그 변동에 잘 적응할 수 있습니다. 그런데 보통 사람은 적응력이 없어서 갱년기에 문제가 생깁니다. 건강한 사람은 갱년기 장애로 고민하는 일이 없습니다.

◇◆

# 자궁근종을 없앤 냉기제거의 기적

갓난아기 머리보다 큰 자궁근종이 생긴 사람이 산부인과를 찾아갔더니 당연히 그것을 떼어내야 한다고 했습니다. 그런데 몸에 칼을 대는 것이 싫어서 이 방법 저 방법 찾다가 냉기제거에 대해 알게 되었습니다.

냉기제거를 시작했더니 출혈이 시작되었습니다. 생리대로는 도저히 감당할 수 없을 정도로 많은 양이었습니다. 특별히 흡수력이 좋은 것을 구입해도 소용이 없었습니다. 그래서 성인용 기저귀를 사용했습니다. 그것은 흡수력도 좋아서 하룻밤은 무난히 지낼 수 있을 것으로 생각했지만, 그래도 부족했습니다.

그만큼 많은 출혈을 했다니 상당한 양입니다. 이 정도라면 빈

혈로 쓰러질 법도 한데 본인은 이것이야말로 명현 반응이라고 믿었습니다. '자궁근종의 독이 녹아서 나오는 것이다. 이것은 좋은 일이니 힘을 내자' 이런 마음으로 견디었습니다.

자궁근종은 배를 만지면 알 수 있을 정도의 크기였는데, 출혈을 하고 3~4일이 지난 후에 배를 만져보았더니 작아졌습니다.

역시 책에 적힌 대로 치유되고 있다고 생각하면서 힘을 얻었습니다. 그러자 2주 동안이나 계속되던 출혈이 멈추고, 배를 만져보아서는 자궁근종을 알 수 없을 정도가 되었습니다.

그래도 아직 더 남아 있을 것이라 생각하고 병원에 가서 진찰을 받았습니다. 의사는 내시경으로 열심히 보았습니다. 그런데 어디를 봐도 자궁근종이 없다고 합니다.

의사는 "그렇게 큰 자궁근종이 한 달 만에 없어지다니……" 라며 놀라워했습니다. 어쨌든 아무리 검사해도 자궁근종은 보이지 않았습니다.

이것은 치유한 것이 아닙니다. 치유된 것입니다.

이렇게 자연치유력이 기능하면 독을 왕창 배출합니다. 그녀가 만약 빈혈로 쓰러질까봐 걱정했다면 그것은 독이 됩니다. 아무리 시간이 지나도 치유되지 않습니다. 그것을 생각하지 않은 것이 정답이었습니다. 혈액 검사도 했는데 정상이었습니다.

그만큼 하혈을 했는데 빈혈이 되지 않은 것은, 하혈한 피가 피의 모습을 한 독이었기 때문입니다. 즉 진정한 피가 아니라 자궁근종의 독이었습니다.

이 경우 3차원의 혈액만 알고 있다면 이해할 수 없을 것입니다. 독이라는 3차원 이외의 것을 생각하시면 됩니다. 이것이 피라는 모양새로 나온 것입니다. 진정한 혈액은 한 방울도 나가지 않았다고 생각하면 이 이야기를 이해할 수 있을 것입니다.

◇◆

# 냉기제거를 열심히 해서 자궁의 독을 배출한다

성경험이 없는 10대 여자아이가 자궁근종이 생겨서 병원을 찾았습니다. 의사는 자궁근종을 떼어내는 수술을 했습니다. 그 후 아이는 정신분열증에 걸렸습니다.

예부터 자궁에 병이 생기면 정신이 이상해지는 경우가 많았습니다. 그래서 히스테리라는 말이 있습니다. 이것은 그리스어로 자궁의 병이라는 뜻입니다. 그리스 시대부터 뇌와 자궁은 밀접한 관계가 있다는 사실을 알고 있었습니다.

간장과 신장이 나쁘면 독이 뇌로 가서 뇌의 병이 됩니다. 마찬가지로 간장과 신장이 나쁘면 자궁에 병이 생깁니다. 간장과 신장이 고장나면 죽음을 초래하기 때문에 독이 자궁으로 가서 자궁근종, 자궁암, 자궁내막증 등을 일으키고 거기서 독을 배출합니다.

그럼으로써 죽음을 피합니다. 그러므로 그것을 수술로 떼어내면 갈 곳을 잃은 독이 뇌로 가서 정신병이 됩니다. 자궁근종은 제거해서는 안 되는 병입니다.

자궁근종은 과식을 해서 생기는 독의 덩어리이므로 과식을 하지 않는 것이 중요합니다. 그리고 냉기가 가장 큰 원인이라는 사실을 절대 잊어서는 안 됩니다.

냉기란 조릿대(볏과에 속하는 식물)를 덮은 눈과 같다고 생각합니다. 조릿대는 잘 자라고 있다가도 차가운 눈을 맞으면 쓰러집니다. 아무리 다시 세우려고 해도 눈이 있는 한 세워지지 않습니다. 냉기를 제거하면 서려고 하는 자연치유력 덕분에 자연스레 다시 일어섭니다.

이것이 병을 극복하는 기본입니다.

자궁근종의 경우는 특히 과식에 주의하고, 양말을 겹겹으로 신고, 하반신을 따뜻하게 하고, 반신욕을 열심히 합니다. 그리고 마음의 냉기인 교만, 냉정, 이기, 욕심을 배제합니다. 이 4가지 업은 안타깝게도 누구나 다 가지고 있습니다. 단 내장의 정도에 따라 어느 것이 더 센가 그 순서만 다를 뿐입니다.

앞에서도 기술한 바와 같이 교만은 간장과 담낭을 나쁘게 하고, 냉정은 신장과 혈관 계통, 이기는 소화기, 욕심은 폐와 대장을 나쁘게 합니다.

'교만, 냉정, 이기, 욕심' 이 4가지 비뚤어진 마음을 버리지 않으면 신장과 방광, 자궁 등에 병이 생깁니다. 남자는 고환과 전립선이 나빠집니다.

그러므로 냉기제거에서 가장 어려운 마음의 냉기를 제거하면 병은 자연히 치유됩니다.

◇◆

# 냉기제거를 믿으면 통풍도 치유한다

통풍은 견디기 힘든 병입니다. 경험하지 않은 사람은 도저히 알 수 없는 아픔입니다.

A씨는 그다지 심하지 않은 통풍 환자였는데도 약을 끊는 것이 두려워서 좀처럼 끊지 못했습니다. 냉기제거도 열심히 하지 않고 대충 되는 대로 하기 때문에 10년이 지나도 아직 약을 먹고 있습니다.

그와는 반대로 통풍이 심해서 지팡이 없이는 걷지도 못하는 상태로 진찰을 받던 B씨는 통풍약을 끊고 냉기제거를 열심히 했습니다. 그러자 3일 후부터 지팡이가 필요 없어지고, 한 달 후에는 아무도 통풍이었다는 사실을 알지 못할 정도로 몸이 회복

되었습니다.

의사로부터 요산치尿酸値가 높다는 말을 들었지만, 지각 증상이 없어 건강하게 일하고 있습니다. 이것은 내장 속의 독이 '요산이 높다'는 형태로 배출되는 것입니다.

또한 더 심한 독이 있으면 엄지발가락의 관절이 붓는 모양새로 독을 배출합니다. 내장 속의 독이 점차 줄어들면 관절은 편해집니다. 보기에는 통풍이 아니지만 독이 아직 남아 있기 때문에 검사결과가 나쁜 경우도 있습니다.

통풍은 왕후 귀족의 병, 미식가의 병이라 할 정도로 사치스러

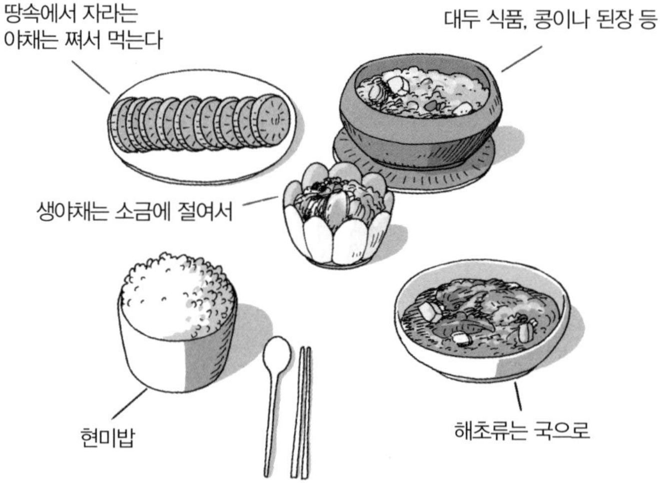


통풍을 치료하기 위해서는 식사조절에도 신경 써야 한다.

운 병입니다. 단백질과 지방이 많은 음식은 비만을 부르는 큰 적이므로 현미식과 채식을 해야 합니다. 그리고 반신욕을 하고 냉기제거를 합니다.

대부분의 사람들은 A씨처럼 약을 좀처럼 끊지 못합니다. 그러나 통풍이 심했던 B씨처럼 냉기제거를 제대로 하고 순수한 마음으로 받아들이고 믿는다면 약을 끊어도 다시 나빠지는 일은 없습니다.

마음 깊은 곳에서 하고자 하는 마음을 가지고 냉기제거를 하는 마음의 힘이 중요합니다.

◇◆

# 내장을 해독하는 냉기제거

"증상은 심한데 그 원인을 알 수 없군요."

몸의 이곳저곳이 아파서 병원에 가면 의외로 진료 의사에게 자주 듣는 말입니다. 즉 검사에서는 아무런 이상도 발견할 수 없다는 것이지요. 그러나 실제로 통증이 있고 몸이 좋지 않으니 병이 분명합니다. 이처럼 통증은 있는데 그 원인을 물리적으로 확인할 수 없는 병, 이것을 '자율신경실조증'이라고 합니다.

병원에서 자율신경실조증이라는 진단을 받고 치료를 받아왔지만 몸이 전혀 좋아지지 않아서 나를 찾아온 사람이 있습니다. 내가 아직 개업을 하고 있을 때의 일입니다.

진찰해보니 너무나 안타까웠습니다. 폐 속 전체가 암의 독으로 가득했습니다. 2~3년 후에는 죽을 것 같았습니다. 그의 몸의 자연치유력은 죽음을 조금이라도 늦추기 위해서 기침을 하고, 혈담이라는 모양새로 암의 독을 배출하고 있었습니다. 그래도 좋아지는 기미는 보이지 않았습니다.

이렇게 나쁜 상태에서 찾아온 사람에게 냉기제거를 시켰습니다. 그랬더니 건강해졌습니다.

그 환자의 폐가 암으로 가득했다는 이야기가 병원에 계시는 분에게 훗날 어떤 경로를 통해 전해졌습니다. 그때 의사가 말하기를 "그러고 보니 그 사람의 가슴 뢴트겐 사진은 정상이었지만 왠지 전체가 뿌옇게 안개가 낀 것 같은 느낌이었다"고 했습니다.

또한 나를 찾아온 사람 중에 내장 속에 독이 가득 찬 사람이 있었습니다. 나는 내장의 그림을 그리고 검은색으로 칠했습니다. 그것을 본 본인은 깜짝 놀라면서 이렇게 말했습니다.

"실은 간암이라고 해서 수술하려고 개복했는데, 열어보니 간뿐만 아니라 다른 내장에도 암이 퍼져서 그냥 닫아버렸습니다."

이 사람처럼 내장의 독은 암으로 나오는 경우도 있고, 어깨결림, 무릎통증, 아토피, 천식, 기침, 설사, 변비, 두통 등 다양하게 나타납니다.

아무튼 모든 이상은 내장 속에 있는 독이 밖으로 나오는 현상입니다. 그러므로 각종 이상이 나타나면 '아, 독이 나오고 있다', '내 내장에는 독이 많이 쌓여 있다'라고 생각하시기 바랍니다. 그리고 열심히 냉기제거를 해서 독을 체외로 배출하시기 바랍니다.

◇◆

# 강심제보다 냉기제거가 천식에 좋다

천식 때문에 숨이 막히는 고통은 본인 이외에는 아무도 알 수가 없습니다. 숨을 들이마실 수는 있어도 내뱉지를 못합니다. 내뱉지 못하기 때문에 독이 쌓이고 고통스러운 것입니다.

왜 그렇게 고통스러운가 하면 기관지 벽의 근육이 수축되어 기관지가 가늘어지고 숨이 지나는 길이 막혔기 때문입니다. 그래서 고통스럽습니다.

앞에서 호흡법에 관해 설명할 때 말한 바와 같이, 천식인 사람은 입을 오므리고 피리를 불 듯이 숨을 내뱉는 호흡법을 하면 편안해집니다. 기관지가 조금씩 느슨해지기 때문입니다. 이 호흡법을 제대로 하면 주사나 흡입약 등을 이용하지 않아도 발작이 진정됩니다.

그런데 천식의 발작은 왜 일어나는 것일까요?

천식은 호흡기의 병인데 소화기의 병이기도 합니다. 천식을 앓은 경험이 있는 사람은 아실 것입니다. 발작은 토요일이나 일요일 밤 음식을 많이 먹은 후에 잘 일어납니다.

원래 소화기가 나쁘기 때문에 과식을 하게 되고, 그 때문에 몸에 독이 쌓입니다. 그것을 내보내야만 하는 상태까지 독이 쌓이면 '이제 더 이상 참을 수가 없다'면서 나타나는 것이 천식 발작입니다.

발작이 일어날 때 강심제를 쓰면 편해집니다. 이것은 소화기의 독을 심장이 대신 담당하고 있기 때문입니다. 하지만 소화기에 쌓인 독을 심장이 계속 가지고 있을 수 없으므로 심장은 '이제 더 이상 참을 수 없는' 상태가 됩니다. 그 상태에서 강심제가 들어오면 '아이고 살았다'면서 발작은 사라집니다.

그러나 이것은 그 상황만 피하는 것에 불과합니다. 심장이 기능하기는 하지만, 피곤한 말에게 채찍을 가하는 것과 마찬가지로 피곤은 그대로 남습니다. 그러니 이런 일이 반복되면 결국 아무리 채찍을 가해도 움직이지 않고 달릴 수 없게 됩니다. 이런 상태가 되면 위험합니다.

천식을 근본적으로 치유하기 위해서는 약에 의존하지 않고 생활을 개선해야 합니다. 음식을 주의하고, 반신욕을 하고, 양말을 겹겹으로 신고, 하반신을 따뜻하게 하는 등 냉기제거의 기본적인 사항을 실행하면 천식을 극복할 수 있습니다.

◇◆

# 알레르기성 비염의 원인은 생활습관

꽃가루가 알레르기성 비염의 원인이라고 합니다. 그러나 사실 꽃가루는 알레르기성 비염의 발작을 가장 먼저 일으킬 뿐입니다.

모든 일은 대개 하나의 원인만으로 갑자기 일어나는 것이 아니라, 자신이 그 원인內因을 가지고 있고, 거기에 외부로부터의 원인外因이 들어와서 일어나는 것입니다.

이를테면 여기에 두 개의 달걀이 있는데, 일정한 시간과 일정한 온도를 유지하면 병아리가 탄생합니다. 그런데 하나는 부화했지만 다른 하나에는 아무런 변화가 없습니다. 수정했는가, 안 했는가라는 내적 조건 때문입니다.

알레르기성 비염도 마찬가지입니다. 꽃가루가 원인이라면 꽃가루가 날아온 곳에 있는 모든 사람들이 알레르기 비염에 걸려야 합니다. 그런데 한 집안에서도, 한 직장에서도 알레르기 비염인 사람이 있고, 그렇지 않은 사람이 있습니다.

이렇게 생각하면 알레르기성 비염이란 그 사람 자신이 이미 알레르기성 체질이었고, 거기에 꽃가루가 들어와서 발작이 일어난다는 것임을 알 수 있습니다.

시대적으로 봐서 내가 이비인후과 의사가 되었을 무렵에는 알레르기성 비염 환자가 거의 없었습니다. 그런데 십몇 년 전부터 증가해서 최근에는 유난히 알레르기성 비염 환자가 많습니다.

전쟁이 끝난 후 식생활이 서양식으로 변하고 식사의 균형이 깨지면서 알레르기성 비염이 증가했습니다. 학창시절 이비인후과 강의에서 "알레르기성 비염은 주로 미국과 유럽에 많은 병이다"라는 말을 들었습니다.

우리의 식생활이 미국이나 유럽과 비슷해지면서 알레르기성 비염이 많아졌다면, '가장 큰 원인은 서양식 식생활이다'라고 생각하는 것이 과학적입니다.

또한 평상시의 식생활이 나빠서 항상 알레르기성 반응을 일으키는 상태가 되었을 뿐 아니라, 겨울을 보내는 생활방식이 잘못되었다는 문제도 있습니다. 온돌이 아닌 경우, 난방을 틀면 위는 따뜻하고 바닥은 차갑습니다. 즉 발이 차가우니 병이 되는 것은 당연한 일입니다.

몸을 차게 하지 않고 냉기를 제거하는 것이 최대의 예방법입니다.

◇◆

# 투석을 끊게 도와주는 냉기제거

A씨는 신부전을 일으켜서 투석을 받고 있었습니다. 양말을 겹겹으로 신고 반신욕을 하고, 음식은 해초류와 콩과 현미를 먹으면서 냉기제거를 시작했습니다. 그 결과 몸이 많이 좋아졌습니다. 인슐린과 스테로이드를 끊었고 투석도 그만두었습니다.

B씨는 상태가 좋아서 투석 간격을 조금씩 늘리고, 지금은 투석을 하지 않고 있습니다. 상태가 나빠지면 그때 다시 투석을 하기로 했습니다.

C씨는 투석을 하고 2개월이나 지났는데도 아직 투석을 하지 않고 있습니다.

D씨는 냉기제거를 계속한 결과 부기가 빠졌습니다.

E라는 할머니에게는 이전부터 양말의 장점을 누누이 강조해 왔는데, 드디어 냉기제거를 시작했습니다. E씨보다 먼지 할아버지가 양말을 신고 할아버지의 도움으로 냉기제거를 시작했습니다. 그랬더니 참 많이 좋아졌습니다. 그러나 투석을 끊지는 못하고 있습니다.

모두들 투석을 그만두고 싶어하지만 두려워합니다. 투석을 그만둔다는 것은 본인이 결정할 수밖에 없는 일입니다.

근대에 들어와 서양의학의 권위가 국가적으로 침투해왔습니다. 모두의 머릿속에서 서양의학의 권위를 제거한다는 것은 어려운 일입니다. 그러나 냉기제거를 하면 서양의학의 해가 줄어든다는 사실을 이해해주시기 바랍니다. '나쁜 독소는 이제 나가 달라'고 생각하고 냉기제거를 꾸준히 실천하면 서양의학의 부작용을 줄일 수 있습니다.

투석을 하는 병원에서는 혈액의 소견이 어느 기준에 달하기까지 투석을 합니다. 신장은 그만큼 태만해도 된다고 생각하니 두려운 일입니다. 그러므로 가능하다면 한 번 투석할 때마다 80% 정도에서 그만두는 것이 좋습니다.

그러면 신장은 스스로 어느 정도 기능해야 한다는 것을 자각하고 힘을 낼 것이므로 오히려 바람직한 일이라고 생각합니다.

그러나 그것은 어려운 일입니다. 그럼 투석 간격을 조금씩 늘려 보도록 합시다. 그 간격이 3개월 혹은 4개월이 되면 '투석 같은 것은 안 해도 된다'는 마음이 생기게 됩니다.

◇◆

# 냉기를 제거하면 교원병도 치유한다

"교원병이니 치유할 수 없습니다"라는 말을 의사로부터 듣고, 스테로이드를 쓰던 사람이 냉기제거를 시작했습니다. 그리고 1년이 지났지만 좀처럼 좋아지지 않아서 나를 찾아왔습니다.

교원병膠原病이란 장기와 조직을 연결하는 온몸의 결합조직에 문제가 있는 병입니다.

전신성 에리테마토데스, 피부근염, 류머티즘열, 관절류머티즘, 결절성 동맥주위염, 경피증硬皮症 등이 교원병입니다.

잘 치유되지 않는 것은 사실이지만, 전신성 에리테마토데스 때문에 온몸이 빨갛게 된 사람이 치유된 경우도 있습니다.

어릴 적부터 병원을 수시로 드나들어서 20세까지 살지 못할

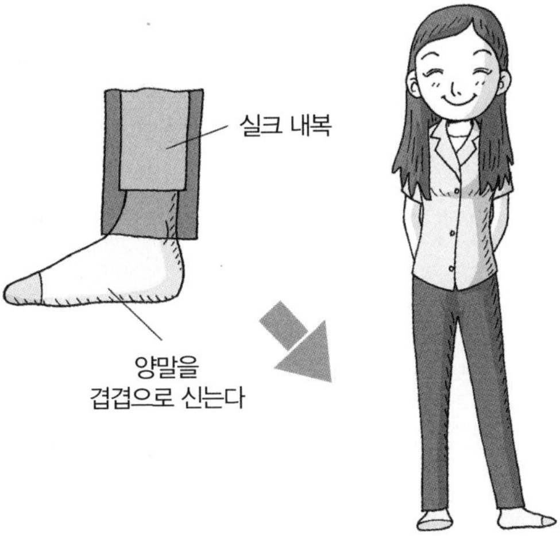


교원병을 앓는 사람은 상의를 가볍게 입고, 실크 양말과 면 양말을 겹겹이 신는다.

것이라는 말을 들은 아이가 중학교 2학년 여름방학 때 나를 찾아왔습니다. 바로 냉기제거를 실시한 후 2학기부터는 결석하는 일도 없고 건강해진 예가 있습니다.

교원병이라 햇빛을 보면 피부에 나쁘다는 이유로 운동회에 한 번도 참석한 적이 없었다고 합니다. 그런데 아침부터 밤까지 햇빛 속에서 운동회 연습을 해도 아무렇지 않았고, 운동회가 열리던 날도 괜찮았습니다.

중학교를 졸업해서 전문대학에 입학하고, 운전면허증도 따서 지금은 열심히 일하고 있습니다. 이 학생은 냉기제거를 열심히 했기 때문에 스테로이드를 끊어도 병이 재발하지 않았습니다.

상담하러 온 사람에게 "스테로이드를 끊는 것이 두렵다면 조금씩 줄여가면서 상태를 관찰하고, 상태가 심할 때만 먹도록 하십시오. 복장은 상의를 두껍게 입지 마십시오. 화학섬유로 된 옷은 교원병 환자에게 특히 좋지 않으니 실크나 면으로 된 옷을 입으십시오. 식사량을 줄이고 천천히 드십시오. 단것은 드시지 마시고, 반신욕은 오랫동안 하도록 하십시오"라고 주의를 주었습니다.

냉기제거를 제대로 하면 교원병을 두려워할 필요가 없습니다.

◇◆

# 혈압을 낮춰주는 냉기제거

70세가 된 T씨는 병원에서 건강검진을 받았는데 최고혈압이 170이나 되어서 깜짝 놀랐습니다. 병원에서는 혈압약을 먹도록 처방을 내렸습니다.

그런데 혈압약은 먹기 시작하면 평생 먹어야 한다고 하니, 약을 먹지 않고 혈압을 내릴 수 있는 방법을 찾다가 냉기제거를 하기로 마음먹었습니다.

양말을 겹겹이 겹쳐 신고 하반신을 따뜻하게 함으로써 냉기를 막고 반신욕을 실행했습니다. 식사는 현미식에 된장국과 두부, 그리고 미역 등의 해초류 중심으로 바꾸었습니다. 현미는 죽으로 해서 먹으니 의외로 맛있어서 완전히 현미 가족이 되었습니다.

두 달간 냉기제거를 하고 혈압을 재어봤더니 최고혈압이 135, 최저혈압은 78로 내려갔습니다.

고혈압의 원인도 냉기와 과식입니다. 발이 차면 혈압의 순환이 나빠져서 몸을 건강하게 유지하려는 본능에 이상이 생깁니다. 그래서 음식에 욕심이 생기고 마구 먹고 싶다는 생각만 합니다.

과식을 하면 소화기를 비롯한 각 내장이 나빠지고, 콜레스테롤이 증가해서 혈액이 끈끈해집니다. 혈액순환이 나빠질 뿐 아니라 골수와 내장 속, 혈관 벽, 피부 밑 등 몸의 여기저기에 콜레스테롤이 지방이 되어서 침체합니다.

그리고 무서운 것은 이 지방이 혈관 안에 달라붙기 때문에 혈관이 가늘어지는 것입니다. 혈관은 좁고 그곳을 흐르는 혈액은 콜레스테롤치가 높아서 끈끈하기 때문에 잘 흐르지 않습니다. 혈관의 세포는 혈액에서 직접 양분을 얻기 때문에 새로운 혈액이 오지 않으면 혈관의 벽도 나빠집니다.

혈관의 벽에는 혈액을 응고시키지 않는 성질이 있는데, 그 기능이 고장나는 곳이 뇌혈관이라면 뇌혈전腦血栓이 됩니다. 또한 콜레스테롤 때문에 혈관의 길이 좁아지고 막히는 것이 경색인데, 심장의 벽에서 이런 일이 일어나면 심근경색, 뇌의 혈관에서 일어나면 뇌경색이 됩니다.

이렇게 고혈압은 혈관과 내장이 비명을 울리는 증상의 하나입니다. 그러므로 혈압약으로 증상을 억제한다고 병이 치유되는 것은 아닙니다.

T씨는 냉기제거를 꾸준히 했기 때문에 식욕이 정상으로 돌아오고, 내장의 기능이 좋아져서 혈관 속에 쌓인 콜레스테롤이 점차 빠지고 혈관 속의 혈액의 흐름이 좋아졌습니다. 그 결과 혈압이 내려간 것입니다.

◇◆

# 스테로이드, 인슐린보다 놀라운 냉기제거의 효능

스테로이드의 부작용으로 당뇨병이 생긴 사람이 있습니다. 그는 원인불명의 발열(아침에는 37℃, 밤에는 40℃까지 올랐습니다)이 일어나서 병원에서 검사를 받았습니다.

의사는 "원인은 알 수 없지만 우선 스테로이드로 억제합시다" 라면서 스테로이드를 하루에 20mg 쓰고 3주일간 치료를 지속했지만 증상이 좋아지지 않았습니다.

그래서 그 3배의 양인 스테로이드를 5일간 쓰고 조금씩 양을 줄이는 방법을 택한 모양입니다. 그런데 처음에는 좋아졌지만 상태가 조금씩 나빠지고, 더 나아가 스테로이드 부작용으로 혈당치가 상승해서 당뇨병까지 불러일으켰습니다. 이번에는 당뇨병을 치유하기 위해서 인슐린을 맞게 되었는데 한 달이 지나도 상태는 나빠질 뿐이었습니다.

일을 하고 싶었지만 걷지도 못하고 거의 잠만 자는 상태였습니다. 이 무렵 부인이 아르바이트하는 곳에서 냉기제거로 건강해진 사람을 만났습니다.

냉기제거에 대해서 여러 가지를 배운 그는 곧바로 냉기제거를 실천하기 시작했습니다. 양말을 겹겹으로 신고, 견섬유로 만든 내복 바지를 입고, 반신욕을 하고, 음식은 해초류와 콩을 주로 한 현미 채식을 했습니다.

그러자 체중이 64kg에서 52kg으로 줄었습니다. 약을 모두 끊는 것이 희망이었지만 "스테로이드를 끊으면 여러 가지 반작용이 일어난다"는 말을 듣고 고심했습니다. 그러다가 나를 찾아와 "다른 약은 끊었지만 스테로이드와 인슐린만은 끊지 못하고 있는데 어떻게 해야 할까요?"라고 상담을 했습니다.

"끊으면 안 되는 건 아니지만, 한 번에 끊지 마시고 서서히 조금씩 끊으십시오"라고 말씀드렸습니다. 그런데 그는 "어차피 끊을 것이라면 내일 당장 끊겠습니다"라면서 바로 끊어버렸습니다.

그러나 걱정했던 재발은 일어나지 않았습니다. 냉기제거를

5월에 시작했는데 7월에는 열이 떨어지고, 체력도 달릴 수 있을 정도로 좋아졌습니다.

스테로이드 호르몬은 부신피질 호르몬이라 혈당치를 조절하기 때문에 당뇨병까지 불러일으켰습니다. 그러나 냉기제거를 했기 때문에 8월에는 당뇨병 수치가 정상이 되고, 당뇨병에 대한 걱정도 없어졌습니다. 9월에는 일을 할 수 있게 되었고, 오히려 전보다 더 건강해졌습니다.

아무리 양말을 겹겹으로 신고, 반신욕을 하고, 올바른 식사를 해도 생각을 바꾸지 못하면 건강이 더 이상 좋아지지 않습니다. 확신을 가지고 생각을 바꿀 수 있다면 스테로이드와 인슐린을 갑자기 끊어도 재발하는 일이 없고, 오히려 몸이 근본적으로 개선됩니다.

칼럼

# 냉기제거의 포인트는 매일 하는 반신욕

**미지근한 물에 20분 이상 들어간다**

미지근한 물(37~38℃)에 적어도 20분 이상 들어가는 반신욕은 활용하기에 따라 매우 즐거운 시간이 됩니다.

상반신을 물에 담그지 않기 위해서는 목욕탕 의자를 탕 속에 넣고, 그 위에 앉습니다. 그리고 욕조 위에 뚜껑을 반 정도 덮고 타월을 깔면 책을 읽을 수도 있고 뜨개질을 할 수도 있습니다. 노래를 하거나 라디오를 듣는 것도 좋은 방법입니다.

무리하지 않고 편안한 마음으로 천천히 반신욕을 합니다. 몸을 씻을 때도 발은 반드시 탕 속에 담급니다.

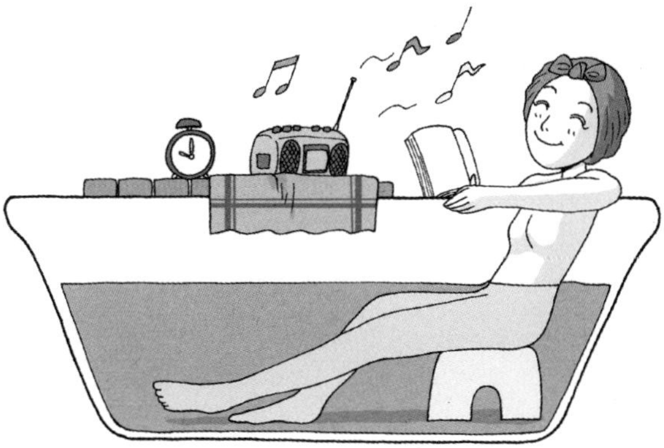

6장

# 포괄과학이 말하는 냉기제거 건강법

건강은 기후조건에 영향을 받습니다.

포괄과학은 냉기제거와 우주의 바른 모습을

추구하는 열쇠입니다.

◇◆

# 냉기제거는 우주의 올바른 모습을 추구하는 과학이다

포괄과학이라고 할 때 '포괄'이란 대체 무엇이라고 생각하십니까? 제 강의록과 책을 읽으신 분이 "냉기제거 건강법이란 단순한 치료가 아니라 포괄과학이다"라는 감사의 글을 보내주셨습니다. 그 이후 이 말을 쓰게 되었습니다.

우리가 건강한 생활을 하기 위해서는 환경오염, 이상기온, 화학비료와 지구 사막화 등 우리 주변의 물리현상에 대해서도 생각해야 합니다. 그리고 윤회와 인과응보 등 눈에 보이지 않는 생명의 법칙을 이해하고 기본적으로 살아 있다는 자각을 가져야 합니다.

지구를 포함한 우주의 모든 일은 냉기제거 건강법과 이어져 있습니다. 모양이 있는 우주, 즉 3차원의 우주뿐만이 아니라 모양이 없는 세상 이른바 영계靈界라는 세계도 전부 포함하여 우주의 바른 모습을 추구해나가는 것이 바로 포괄과학입니다.

최근 놀라울 정도로 유행이 자주 바뀌고 있고, 그것을 쫓아가는 사람들이 많습니다. 특히 정보사회가 되면서 정보에 뒤떨어지지 않기 위해서라도 열심히 쫓아가고 있습니다. 이러한 것이 얼핏 진보적으로 보일 수도 있지만, 실은 무엇을 기본으로 삼아 살아가야 하는지 모르기 때문에 무작정 정보에 휘둘리는 것입니다.

정보는 받아들이는 사람들에게 도움이 되는 것처럼 보이지만, 사실 정보를 보내는 쪽의 이익이 우선입니다. 보내는 측의 이익에 이용당하지 않도록 나 자신을 발전시키고 포괄적으로 사물을 보는 눈을 키워야 합니다.

자신의 이익만 생각하고 남을 속이는 사람은 짚신벌레와 같다고 생각합니다. 짚신벌레란 짚신과 같은 모양으로 생겼으며 몸 주변에 털이 많이 난 단세포 생물입니다. 단순히 본능만 가지고 살아가기 때문에, 자신의 주변에 있는 겨우 몇 리터의 물 상태만 좋다면 그것으로 만족합니다. 그 외의 일에는 아무런 관심도 가지지 않습니다.

자신의 눈앞의 이익만 생각하고, 자신의 무릎통증만 완화되면 된다고 생각하는 사람은 이러한 단세포 짚신벌레와 다를 게 없습니다. 자신의 행복뿐만 아니라 더 폭넓게 다른 사람들의 행복까지 생각하는 사람이 되어야만 냉기가 제거됩니다.

◇◆

# 상부상조를 실천하면 건강해진다

우주에는 완전한 것이 없습니다. 이것이 가장 기본적인 원리입니다. 완전하지 않다는 것은 혼자서는 살 수 없다는 것입니다.

자신이 혼자서 할 수 없는 일은 다른 사람의 도움을 받아야 합니다. 반대로 자신이 할 수 있는 일을 할 수 없는 사람이 있다면 그를 도와야 합니다.

이렇듯 인류는 서로 돕고 살아야 합니다. 다른 사람을 돕기도 하고, 다른 사람의 도움을 받기도 하면서 살아간다면 모든 사람이 평등해집니다.

그러니 차별이 있다는 것은 우주의 법칙에 반하는 일입니다. 지위 고하의 차별, 남녀의 차별, 민족의 차별, 직업의 차별, 이런 것은 절대로 있어서는 안 되는 것입니다. 신과 인간의 차별, 인간과 동물의 차별, 만물끼리의 차별도 역시 있어서는 안 되는 것입니다.

그러니 신도, 인간도, 개도, 고양이도 모두 평등합니다. 그러나 예부터 신은 인간 위에 있고, 동물은 인간 밑이라고 했습니다.

지옥은 6개의 단계로 나누어지는데 그중 하나에 축생도가 있습니다. 그러나 동식물은 인간보다 밑이라는 생각은 잘못된 것입니다.

인간은 예부터 우주의 법칙에 반하는 생각을 가지고 있었습니다. 그래서 몸이 점점 아파지는 것입니다. 우주의 법칙에 따라 생활한다면 몸과 마음이 건강한 삶을 살 수 있습니다.

재능이 많은 사람, 능력이 많은 사람, 재산을 많이 가진 사람 등 우리 주변에는 여러 분야에 뛰어난 사람들이 많이 있습니다. 무언가를 많이 가진다는 것은 분명 좋은 일입니다. 그러나 그것을 무엇을 위해서, 누구를 위해서 어떻게 쓰는가가 더 중요합니다.

남을 생각하지 않고 나만의 이익을 위해서 재능과 능력을 쓴다면, 그것이 아무리 뛰어난 것일지라도 아무런 의미도 없을 뿐 아니라 자신에게 오히려 해가 됩니다.

특별한 능력도 없고 단지 길바닥에 떨어진 빈 깡통이나 주울 수 있는 정도의 체력만 가진 사람이 있다고 합시다. 그 사람이 그 일을 함으로써 마을이 깨끗해질 수 있다면 그것은 남에게 도움이 되는 일이니 자기중심적인 사람보다 훨씬 훌륭합니다.

상부상조, 이것이 진리의 법칙입니다.

◇◆

# 이상기후로 인해 질병이 늘어난다

인간 중심의 사고는 자연환경을 파괴했습니다. 이러한 현상이 거듭되면 지구는 사람이 살 수 없는 곳이 됩니다. 특히 최근에 심해진 것은 이상기후입니다. 요즘 지구 온난화라는 말을 자주 듣는데, 이는 이산화탄소가 증가했기 때문입니다.

지구가 점점 온난화되는 이유는 지구에 쏟아진 태양열이 우주로 방출되어야 하는데, 이산화탄소와 메탄가스라는 온실 효과 가스가 이를 방해하기 때문입니다. 지구에 이산화탄소와 메탄가스가 증가하게 된 것은 바로 인간의 이기심에서 비롯된 것입니다.

그렇다고 지구 전체가 따뜻해지는 것은 아닙니다. 북극이나 남극처럼 빛을 잘 받지 못하는 곳은 온도가 올라가지 않습니다. 그래서 춥습니다. 반대로 중위도 지역에서 열대지역은 지금보다 더 더워지니, 추위와 더위의 차가 매우 심해집니다.

공기는 더워지면 위로 올라가고 차가워지면 아래로 내려갑니다. 그 차이가 심하다는 것은 기류의 속도와 세기가 매우 심해진다는 뜻입니다. 기류가 빨리 이동하면 산에 부딪치기도 하고 또한 잘 부서집니다.

지금까지는 커다란 기단氣團으로 천천히 움직이던 것이 산에 부딪쳐서 두 개의 기단으로 나눠지고, 그것이 빨리 이동하면서 지금까지는 더웠던 곳이 갑자기 추워지기도 합니다. 그리고 회오리바람, 집중호우, 가뭄 등 기상 재해가 속출합니다.

지구 온난화로 지구의 온도가 평균 2℃ 오르면 북극과 남극, 그리고 히말라야 등의 얼음이 녹아서 해면이 1m 상승한다고 합니다. 이것은 심각한 문제입니다. 몰디브Maldives처럼 땅이 낮은 나라는 해면이 1m만 상승하면 나라가 없어집니다. 해면이 좀 더 상승하면 세계 문명이 펼쳐진 땅의 70%가 수몰됩니다. 열대우림도 많이 수몰되어 산소가 더욱 적어집니다.

이런 이상기온이 심해지면 고기압과 저기압이 교대로 찾아옵니다. 저기압은 건강에 큰 영향을 미칩니다. 저기압이 되면 류머티즘, 통풍, 신경통, 천식 발작이 잘 일어납니다.

건강에 영향을 미치는 기압이 쉴 새 없이 변한다면 천식 환자의 발작 횟수도 많아질 것입니다. 이밖에 다른 질병을 앓는 환자들도 늘어나게 됩니다.

◇◆

# 냉기를 제거하면 세균이 두렵지 않다

우리 인간들도 그렇지만, 몸이 조금만 약해지면 세균이 달라붙습니다. 아무리 씻어도 안 됩니다.

'세균만 죽이면 병이 치유된다'면서 의사는 항생물질을 먹입니다. 하지만 세균도 내성으로 대항합니다. 그래서 어쩔 수 없이 새로운 항생물질을 자꾸만 만들고 있습니다.

현재 가장 새롭고 강력한 항생물질은 반코마이신인데, 벌써 여기에 내성을 가진 세균도 등장했습니다. 그 세균에 의한 폐렴이 보고되었습니다.

세계대전 전에 폐렴은 많은 노인들과 아이들의 목숨을 앗아갔습니다. 처음에는 감기인 줄 알았는데 그것이 폐렴이 되고 죽음으로 이어졌습니다.

그런데 설파제가 등장하면서 폐렴은 수그러들었습니다. 그리고 그것이 효과가 없어지자, 페니실린이 나와서 폐렴은 어느 정도 극복되었습니다.

그런데, 최근에 다시 폐렴이 늘어나고 있습니다. 어떤 약에도 내성을 가진 세균이 많아지면서 결핵에 대한 치료법이 없었던 시절로 되돌아가는 것이 아닌가 하는 공포를 느낍니다.

그 외에도 다양한 기생충이 많아졌습니다. 그러니 세균에 대한 생각을 바꾸어야 합니다.

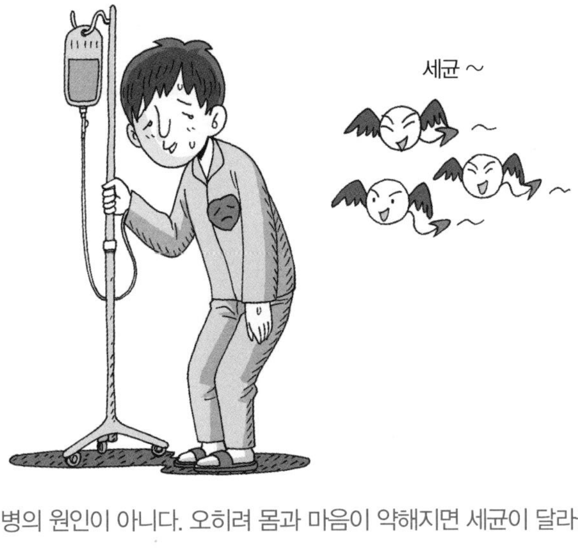


세균은 병의 원인이 아니다. 오히려 몸과 마음이 약해지면 세균이 달라붙는다.

그래도 크게 걱정할 필요는 없습니다. 병의 원인은 세균이 아니라 마음가짐에 있습니다. 마음가짐이 나쁘면 몸에 냉기가 쌓이고, 몸이 약해져서 세균이 달라붙습니다.

나뭇가지에 달린 열매에는 곰팡이가 생기지 않습니다. 그러나 나뭇가지에서 따서 집 안에 놓아두면 처음에는 아무렇지 않다가 3~4일 후에는 곰팡이가 생깁니다.

열매가 나뭇가지에 달렸을 때나 나뭇가지에서 떨어지고 시간이 얼마 지나지 않았을 때는 아직 활력이 있고 건강합니다. 그러나 시간이 지남에 따라 영양이 끊어져서 세력이 점점 약해집니다. 그러면 세균이 달라붙습니다.

세균은 병의 원인이 아닙니다. 몸이 약해졌기 때문에 세균이나 곰팡이가 생기는 것입니다. 그러니 세균을 두려워할 필요가 없습니다. 세균이 무섭다면 병에 걸리지 않도록 냉기를 철저히 제거하고 스스로 건강해지면 됩니다.

◇◆

# 재해의 원인은 모두 인간이 만든다

최근에는 예전과 같은 양의 비만 내려도 곧바로 재해를 입는 경우가 많습니다. 그 원인은 산을 황폐하게 만들었기 때문입니다. 전쟁 후에 그런 현상이 특히 심해졌습니다. 외국에서 수입하는 나무가 더 싸다는 이유로 산을 돌보지 않았기 때문입니다.

그리고 돈이 된다는 이유로 삼나무, 노송나무, 침엽수를 많이 심었습니다. 침엽수는 활엽수에 비해서 물을 잘 저장하지 않습니다. 즉, 보수력保水力이 나쁘다는 것입니다. 그러니 지금과 옛날을 비교하면 같은 양의 비가 내려도 산에서 흘러내리는 물의 양이 전혀 다릅니다.

활엽수의 원생림에서는 땅에 쌓인 낙엽이 스펀지와 같은 역할을 해서 많은 물을 흡수합니다. 그러므로 상당히 많은 비가 내려도 솜처럼 흘러내리지 않습니다. 일 년 내내 균등하게 조금씩 계곡을 따라 흘러내리고, 지하도를 통해서 용수가 되기도 합니다.

그러나 활엽수를 자르고 침엽수를 심었기 때문에 물이 저장되지 않고, 비가 오면 바로 계곡으로 흘러내립니다. 그 힘이 무척 세기 때문에 표면의 흙이 깎이고 거기에는 바위만 남게 됩니다. 또한 보수력이 없어집니다. 이러한 현상이 반복되면 토사가 무너집니다.

또한 침엽수는 활엽수에 비해 산성비에 약합니다. 도심 주변에서는 도시에서 발생한 산화질소가 많이 섞여 있는 이산화유황의 비가 내리므로 산성비의 피해를 많이 봅니다.

여기에 호우가 덮치면 하류까지 피해가 미칩니다. 이것은 인재입니다.

침엽수 주변에는 활엽수를 많이 심는데 유독 소나무만 잘 시듭니다. 소나무가 약해지면 벌레가 기생충을 가지고 들어와서 소나무를 갉아먹습니다. 약해진 소나무는 결국 흙이 되고 양분이 됩니다. 그리고 새롭게 나는 나무와 풀의 비료가 됩니다.

그런데 기생충을 나르는 벌레를 죽이기 위해서 헬리콥터를

동원해 살충제를 뿌렸습니다. 소나무는 갈색으로 시든 것도 있지만 검게 서 있는 것도 있어서 보기에 좋지 않습니다. 벌레와 함께 모든 것을 죽여버렸기 때문에 자연의 순환이 이루어지지 못하는 것입니다.

이렇게 인간은 돈을 써서 자연을 파괴하고 있습니다.

◇◆

# 마음의 냉기가 인재를 부른다

최근 일본의 동쪽 해안에서는 봄에 활엽수가 시들고 있습니다.

왜 활엽수가 시들까요? 그 이유는 다음과 같습니다.

동쪽 해안에는 눈이 많이 내립니다. 눈에는 한국과 중국에서 난방으로 쓰는 석탄의 유황이 함유되어 있습니다. 일본에서는 석유의 정유는 하지만 석탄의 정유는 불가능합니다.

석탄에서 유황을 추출할 수는 없습니다. 그것을 덩어리째 태우기 때문에 이산화유황을 함유한 눈이 동쪽 해안에 내립니다. 겨울에는 눈이 쌓이는데 맛을 보면 신맛이 납니다. 그것이 봄이 되면 녹아서 유황이 되고 지면으로 스며듭니다. 그래서 나무가 시드는 것입니다.

산성설, 그리고 이산화탄소의 가스에 의한 온난화 때문에 나무는 시들고 산은 황폐해졌습니다. 그로 인해 홍수, 토석류의 위험도 있습니다.

독일 남부에 슈바르츠발트라는 대삼림 지대가 있습니다. '슈바르츠'란 독일어로 '검다', '발트'는 '숲'이라는 뜻이므로 검은 숲이라는 의미입니다. 즉, 침엽수가 많아서 사실은 짙은 초록색인데 검게 보이는 것입니다. 그런데 이곳도 산성비로 망가져서 골짜기의 활엽수만 살아남았습니다.

앞에서 기술한 바와 같이 침엽수는 산성비에 약합니다. 그곳도 이전에는 침엽수만이 아니라 활엽수도 함께 자라는 원시림이었다고 합니다. 그런데 영주들이 돈이 된다는 이유로 활엽수를 자르고 침엽수를 심었습니다.

몇 년 전에 그곳에 집중호우가 내렸는데 라인강이 범람해서 네덜란드, 벨기에 부근의 하류에까지 영향을 미쳤습니다. 그러니 이것도 인재입니다.

비가 많이 내려도 큰 문제가 되지 않도록 산을 잘 관리해야 합니다. 산에 다양한 나무들을 심어서 물을 잘 저장하게 하면 산이 황폐해지지 않습니다. 또한 한 번에 잘라버리는 벌채를 하지 않고 적당한 것만 골라 자르는 일도 중요합니다.

이렇게 보면 자연재해와 기상재해는 천재가 아니라 인재입니다. 나만 좋으면 된다는 자기중심적인 생각으로 일처리를 하다 보면 재해를 피해 갈 수 없습니다.

마음의 냉기가 바로 재해를 부르는 것입니다.

◇◆

# 재해는 인간의 욕심에서 생긴다

오존홀도 인재에 속합니다. 지구 대기의 상층부에는 오존의 막이 있고, 이것이 태양으로부터의 자외선을 차단합니다. 자외선에는 3종류가 있다고 알려져 있지만 실은 무수하게 많습니다. 단지 어느 정도의 파장인가에 따라 A, B, C로 나뉩니다.

눈에 보이는 것이 자紫, 그것보다 파장이 짧아서 보이지 않는 것이 자외선紫外線입니다. 자외선 파장의 길이에 따라 A, B, C가 되는 것입니다.

자에 가까운 것은 몸에 작용해서 비타민 D를 활성화합니다. 비타민 D가 기능하지 않으면 칼슘을 섭취해도 그것이 뼈에 달라붙지 않기 때문에, 햇빛이 부족한 유럽에서는 뼈가 휘어지는 병이 많습니다. 뼈의 칼슘이 부족하니 당연한 일입니다.

그래서 전에 유럽 사람들은 여름이 되면 열심히 일광욕을 했습니다. 그런데 최근에는 하지 말라고 합니다. 왜냐하면 오존 홀이 있어서 C라는 가장 유해한 짧은 파장의 자외선이 지구에 쏟아지기 때문입니다.

전에는 오존의 막이 이것을 막아주었지만, 지금은 막을 수 없게 되었습니다. 플론flon 가스와 염소를 함유한 가스로 인하여 오존에 구멍이 뚫렸기 때문입니다.

이런 유해한 자외선에 노출되면 피부암이 생깁니다. 그래서 요즘은 유럽과 아메리카, 오스트레일리아에서도 일광욕을 잘 하지 않습니다.

우리나라에서도 가능한 한 자외선에 노출되지 않으려고 하며, UV컷 제품이 잘 팔리고 있습니다. 우리나라에서는 굳이 일광욕을 하지 않아도 병에 걸릴 염려가 없으니 해변에서 피부를 태울 필요가 없습니다.

또한 최근에는 집중호우가 그치자마자 바로 햇빛이 내리쬐는, 이른바 산불이 잘 일어나는 현상이 전 지구적인 규모로 발생하고 있습니다.

특히 얼마 전에 인도네시아에서 일어난 산불은 실로 인재였습니다. 화전 때문이라고 말하지만 화전은 그렇게 큰 규모가 아닐 뿐 아니라 불이 나지 않도록 관리를 잘하고 있습니다.

산불이 그토록 커진 이유는 '손에 자극을 주지 않고 부드럽다'는 세제 원료를 야자기름에서 얻기 시작했기 때문입니다.

돈이 된다는 이유로 정글을 마구 벌채하고 야자나무를 대규모로 심었습니다. 그런데 우기가 오지 않자, 인도네시아에서는 오랫동안 산불로 고민하게 되었습니다. 확실한 사실은 이것이 바로 인재라는 것입니다.

◇◆

# 자연이 없으면 인간은 살 수 없다

땅이 자꾸만 사막화되어갑니다. 지금 세계에서는 매년 상당한 크기의 땅이 사막화되어가고 있습니다. 아마존의 정글도 사막화되고 있습니다.

인도네시아와 시베리아 등에서 삼림을 벌채할 때 필요한 나무만 자르는 것이 아니라, 그것을 운반하는 데 방해가 되는 나무들을 모두 자르고 있습니다. 그러니 그곳에 비가 내리면 표면의 흙은 모두 깎여서 흘러내리고, 당연히 사막화가 진행됩니다.

사막화를 재촉하는 또 하나의 원인은 화학비료입니다. 화학비료가 등장하게 된 이유는, 유럽에서 인구가 갑자기 증가하자 식량이 부족해졌기 때문입니다. 화학비료 덕분에 풍작이 되고

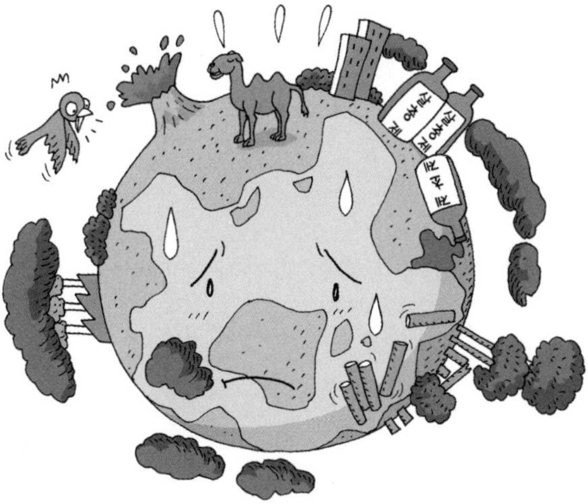


각종 오염으로 인해 지구는 몸살을 앓고 있다.

수확량이 늘어나자, 화학비료를 만든 사람을 인류의 구세주처럼 여기기도 했습니다.

여기에 큰 함정이 있습니다.

인간도 농작물도 자연의 일부입니다. 자연의 일부가 자연에서 벗어난 화학비료로 재배되면 병이 생깁니다. 이른바 병충해가 잘 생깁니다. 그래서 어쩔 수 없이 농약을 쓰고 살충제를 씁니다.

또한 최근에는 풀을 제거하기 위해서 제초제를 씁니다. 그 제초제가 환경호르몬이 된다고 합니다. 제초제 등의 유독성 허용

농도가 1만분의 1 정도라도 환경호르몬은 기능한다고 합니다. 70종류 정도 알려져 있지만 아직 모르는 것도 있습니다.

화학비료와 농약을 쓰면 흙 속의 생물이 없어집니다. 지렁이와 세균이 다양한 것들을 분해해서 비료가 되었는데, 이것들을 모두 죽였습니다. 그러니 흙의 입자가 점점 작아져서 먼지처럼 되었습니다. 그리고 산성토양이 되었습니다.

산성토양을 중화하기 위해서 석탄을 뿌립니다. 그렇게 하면 유산석탄硫酸石炭이 됩니다. 유산석탄이란 하얀 석고상을 만드는 석고를 말합니다. 유산석탄이 많은 흙은 너무 잘고 가늘어서 비가 와도 스며들지 않고, 어느 정도 쌓이면 위에 있는 흙과 함께 흘러내려갑니다.

비료가 있는 흙이 흘러내려가면 땅은 더욱 나빠지고, 농작물은 잘 재배되지 않습니다. 이런 인재를 없애기 위해서는 유기농법이 참으로 중요합니다.

◇◆

# 해양자원이 없어지고 있다

모래사장의 모래가 점점 없어지고 있습니다. 해수욕장에 가면 파도를 막는 커다란 콘크리트 블록을 볼 수 있습니다. 이것은 모래가 깎여 내려가는 것을 막기 위한 것입니다.

모래가 점점 없어지는 것은, 산에 댐을 만들어서 흘러내리는 토사를 전부 막았기 때문입니다. 토사가 바다로 흘러들어가서 해류로 운반되고, 다시 파도의 힘으로 밀려와서 모래사장이 만들어지는 것입니다.

해류에 흘러들어가는 것과 다시 밀려들어오는 모래가 균형을 이루면서 모래사장이 만들어집니다. 몇 년이 지나도 변함이 없는 모래사장이었습니다. 그런데 최근에는 모래의 공급이 끊어지면서 모래사장의 모래가 점점 없어지고 있습니다.

고등학교에 다니던 시절 우리 마을에는 적색과 녹색, 그리고 백색의 아름다운 모래사장이 있었습니다. 그런데 지금은 갈색의 이상한 모래가 깔려 있습니다. 모래가 점점 없어지자 이제야 모래사장이 사라지는 것은 큰일이라 생각하고, 어딘가에서 트럭으로 모래를 운반해온 것입니다.

한편 해초류는 바다 밑 바위틈에 뿌리를 내리고 거기에 고정합니다만, 양분은 뿌리에서 흡수하지 않고 표면에서 흡수합니다. 그런데 최근에는 바다 밑 표면에 뿌리를 내리려고 해도 얇은 칼슘막이 형성되어서 뿌리를 내릴 수가 없습니다.

해초가 없어지면 이것을 먹이로 하는 조개류도 없어집니다. 해초류 속에 숨어서 사는 작은 물고기들도 없어집니다. 그리고 조개류와 작은 물고기를 먹고 사는 회유어와 문어 등도 없어집니다. 바로 어업 자원이 없어지는 것입니다. 근해 어업의 위기가 왔다고 할 수 있습니다.

해초류가 없어지는 원인에는 적조도 들 수 있습니다. 해수 그 자체의 양분이 줄어들었습니다. 산에 댐을 만들고 또한 산이 황폐해졌기 때문입니다.

본래 산에는 활엽수가 있어서 잎이 떨어지면 그것을 벌레들이 먹고 세균이 분해해서, 그 양분이 강으로 흘러들어왔습니다. 그리고 바다까지 가서 플랑크톤의 양분이 됩니다.

플랑크톤을 먹고 조개류가 성장하는 연쇄작용이 이어져왔습니다. 그런데 지금은 산이 황폐해지면서 바다도 황폐해졌습니다.

어부들은 '산의 숲은 바다의 연인'이라고 했습니다. 이 말을 잘 기억하시기 바랍니다.

◇◆

# 이상기후에도 견딜 수 있는 몸을 만든다

요즈음 도시에는 광화학 스모그가 상당히 많습니다. 그중에서도 특히 디젤 엔진에서 나오는 검은 연기를 마시면 자연기흉自然氣胸을 일으키는 사람이 있습니다.

의사는 디젤 엔진에서 나오는 아주 작은 가루가 삼각형 모양이라서, 그 뾰족한 부분이 흉막을 찢기 때문이라고 합니다. 그런데 20년 전에도 검은 연기는 있었는데 왜 자연기흉은 많지 않았는지 의문이 생깁니다.

모든 일은 그 본질을 따져보아야 합니다. 하지만 대부분의 사람들은 한두 가지 해답이 나오면 '아, 그렇구나' 하고 그것으로 만족합니다.

이를테면 '갱년기 장애 때문에 생리통이 있다'는 말을 듣고 "그 이유는 무엇입니까?"라고 질문하면 "호르몬의 균형이 깨졌기 때문입니다"라는 말을 듣습니다.

"그렇다면 호르몬의 균형은 왜 깨지는 것입니까?"

"폐경을 하면 배란 호르몬이 줄어들기 때문이지요."

"아, 그렇군요."

이렇게 이해해야 합니다. 그리고 부족한 호르몬 주사를 맞습니다. 그래도 정확하게 이해하지는 못합니다. 이것도 하나의 질병이기 때문입니다.

"폐경이 되어도 아무렇지 않은 사람이 있습니다. 그 사람들은 호르몬에 이상이 없는 것입니까?"

그래서 또다시 이런 질문을 하면, 의사는 귀찮다는 표정을 지을 것입니다. 그래도 한 번은 이런 식으로 따져보기 바랍니다.

제대로 된 몸이라면 이런 변화에 순응할 수 있는 능력이 있습니다. 그래서 폐경이 되어도 아무렇지도 않습니다. 스스로 냉기를 제거하면 자연히 치유됩니다.

그 외에도 광화학 스모그 천식이 있습니다. 그런데 같은 공기를 마셔도 천식이 되는 사람이 있고, 그렇지 않은 사람이 있습니다. '왜 그럴까?' 하는 생각을 해보아야 합니다.

최근에는 날씨가 자주 바뀝니다. 저기압은 몸에 상당히 나쁩니다. 지기압일 때 신경통, 천식, 류머티즘, 통풍, 두통이 있는 사람은 더욱 심해집니다.

그 원인은 잘못된 생활을 해서 건강하지 않기 때문입니다. 잘못된 생활을 고치고 냉기를 철저히 제거하면 이상기후라도 신경 쓸 필요가 없습니다.

◇◆

# 인간은 스스로 만든 것으로 몸을 해친다

최근에는 전자파로 인한 폐해도 심각합니다. 휴대폰의 전자파는 걱정없다고 회사측에서는 말하지만, 머리에서 7cm 이상 떨어져야 이상이 없습니다. 그러나 휴대폰을 머리에서 7cm 떨어진 곳에 두고 전화를 받을 수는 없습니다. 그러므로 가능한 한 전자파가 약한 기기를 쓰도록 합시다.

전자레인지도 좋지 않습니다. 문을 열었을 때 몸에 미치는 전자파는 방어하도록 되어 있지만 음식 자체는 어쩔 수 없습니다. 갈수록 편리한 것만 찾는 생각, 그 자체가 잘못된 것입니다.

음식은 가족의 건강을 생각하면서 소재부터 잘 선택하여 요리해야 합니다. 먹는 사람도 고맙다는 마음을 가지고 만든 사람과 그 음식 자체에 감사하면서 먹어야 합니다.

최근 젊은 사람들의 냉장고가 작아졌습니다. 이러한 현상이 신선한 것들을 매일 구입하기 때문이라면 좋겠지요. 하지만 실상은 냉장고에 넣는 것은 물과 청량음료, 그리고 맥주뿐이고, 그 외의 것은 넣지 않아도 되는 것이기 때문이라고 합니다.

인스턴트 라면처럼 뜨거운 물만 있으면 즉시 먹을 수 있는 식품을 많이 구입합니다. 세 끼 모두 인스턴트 식품에 뜨거운 물만 끼얹어서 먹고, 음료수는 몸에 해로운 청량음료만 먹는 사람들이 늘어나고 있습니다.

이렇게 되면 인류는 자멸의 위기에 직면하게 됩니다. 몸이 점점 나빠질 수밖에 없습니다.

그리고 방사선도 문제입니다. 방사선에는 허용량이 있습니다. 이는 음식물에 방사능이 어느 정도 있는지, 밖에서 들어오는 방사성 물질에 대한 기준을 말합니다. 필리핀에서는 이 기준이 상당히 엄격하고, 싱가포르에서는 '0'입니다. 이에 비해 일본은 상당히 약한 편입니다.

방사능에는 각종 해가 있다는 것을 모두 잘 알고 있습니다. 그러나 소량이라고 해도 인체에 해가 된다는 사실은 알지 못합니다. 그러므로 허용량의 10분의 1이니 괜찮을 거라고 생각하면서 10년간 먹었다면 몸속에 쌓인 방사능은 허용량 수준이 되고, 11년째에는 허용량을 초과해서 위험합니다.

또 하나 말하고 싶은 것은 허용량을 만든다는 자체가 잘못된 일이라는 것입니다.

세슘 137이라는 방사능 물질은 아주 적은 양만 섭취해도 난소의 난자와 고환의 정자 유전자에 상처를 입혀서 기형아를 낳게 됩니다. 방사성 물질은 소량이라도 허용해서는 안 됩니다.

◇◆

# 우주의 근본 법칙이 병을 낫게 한다

마음의 비뚤어짐이 병의 원인이라고 앞에서 말했습니다. 마음의 비뚤어짐이란 무엇일까요? 이것은 신神의 뜻을 무시하는 것입니다. 신의 뜻이란 무엇일까요? 이는 눈에 보이는 세계, 눈에 보이지 않는 세계를 포함한 전 우주의 근본 법칙입니다.

그렇다면 우주의 근본 법칙이란 무엇일까요? 그것은 진보와 조화입니다. 이것이 바로 선善입니다. 그것을 거역하면 악惡이 되지요.

진보와 조화라는 것은 달리 말해서 변동과 안정입니다. 조금 어렵지만 변동이라는 것은 변하는 것을 말합니다. 움직이는 것입니다. 안정이란 움직이지 않는 것이므로 그것을 잘 해결하기 위해서는 진동이 필요합니다.

진동이란 이를테면 막대가 있고 좌우로 균형을 잡는 것을 말합니다. 전혀 움직일 수 없다면 균형을 잡을 수 없습니다. 움직여야 합니다. 그리고 수평이 되어야 합니다. 그러기 위해서는 가늘고 약하게 움직이면 됩니다. 안정되어 있지만 움직여도 되는 상태, 이것이 바로 진동입니다.

그렇다면 반드시 막대여야 할까요? 그렇지 않습니다. 이번에는 '순환'을 생각할 수 있습니다. 원자에는 원자핵이 있고 그 주변을 전자가 돕니다. 그런데 갑자기 멈추게 하면 균형을 잡지 못

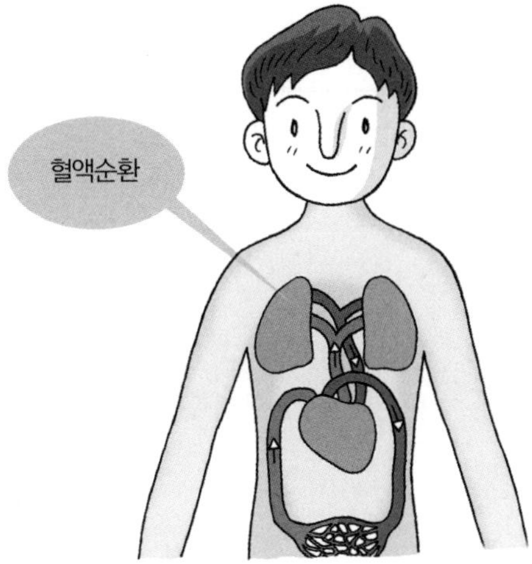


혈액순환, 음기와 양기의 순환이 잘 이루어져야 건강하다.

합니다. 전자가 이쪽에는 있지만 저쪽에는 없기 때문입니다. 그러니 순환이라는 것을 생각하면 됩니다.

이것은 원자핵만의 문제가 아닙니다. 사람의 몸에도 혈액의 순환, 한의학에서 말하는 음기와 양기의 순환이 있습니다. 이것이 나빠지면 병이 됩니다.

순환은 대단히 중요한 원리입니다. 물건과 돈이 사회에서 충분히 순환하지 않으면 사회불안이 일어납니다. 그러므로 건강한 사회를 만들기 위해서는 물건과 돈을 잘 순환시켜야 합니다. 이것이 정치와 경제의 과제입니다.

◇◆

# 고생과 즐거움의 조화를 추구한다

진보와 조화를 우주의 의미에서 볼 때, 그것을 따르면 선이고 그것을 거역하면 악이라고 앞에서 말했습니다. 또 하나의 우주의 기본법칙은 반대되는 것, 대립하는 것이 서로 균형을 잡아야 한다는 것입니다. 좋은 것만으로는 조화를 이룰 수 없습니다. 균형을 잡을 수도 없고, 안정되지도 않습니다.

대부분의 사람들은 병과 죽음을 싫어하고 힘든 일을 싫어합니다. 그러나 고생을 싫어하는 것은 좋은 일이 아닙니다. 빨간 실과 흰 실로 새끼를 꼬려고 할 때, 빨간 실만이나 흰 실만으로는 새끼를 꼴 수가 없습니다. 두 가닥의 실을 가지고 함께 꼬아야만 제대로 된 새끼줄을 꼴 수 있습니다.

선과 악, 음과 양뿐만이 아니라 우주에는 대립하는 것이 많이 있습니다. 고생과 즐거움도 그렇습니다. 모든 것은 하나가 없어지면 대립되는 또 하나도 없어집니다.

고생이 싫다고 피하면 어딘가에서는 반드시 균형을 잡아야 하기 때문에 큰 병을 얻고 나쁜 일이 생기게 됩니다. 평생 아무 문제없이 즐겁게 살았다 해도 죽어서 지옥에 떨어져 그만큼 고생을 하게 됩니다. 게으름을 피웠으니 그 대가를 치르는 것입니다. 거기에 이자까지 붙습니다. 이 세상에서 맛본 즐거움보다 몇 배의 고생을 하게 될 것입니다.

오랫동안 신의 뜻을 거역하며 살아온 사람은 오래 살고자 하고 병을 싫어합니다. 그 이유는 죽어서 지옥에 떨어져 고생을 해야 한다는 사실을 무의식적으로라도 영혼은 알고 있기 때문입니다.

그러니 지옥에 떨어지는 날을 하루라도 늦추고 싶다는 생각에 장수하기를 원합니다. 죽음의 예고인 병도 싫어합니다.

자석에는 남극과 북극이 있습니다. 어느 한쪽만 필요하다고 잘라보지만, 반드시 남극과 북극으로 다시 만들어집니다. 만약 어느 한쪽만 없애려고 하면 양쪽 다 자석이 아닌 것이 됩니다.

그러니 고생이 싫다고 즐거움만 구해서는 안 됩니다. 맛있는 것을 배부르게 먹는 것이 행복이라 생각하고 이런 즐거움만 쫓아가면 소화기의 병이나 당뇨병이 기다리고 있습니다. 그리고 고관절염, 요통 등에도 잘 걸립니다.

◇◆

# 누구에게나 수호신이 있다

나는 신을 싫어해서 이전에는 무신론자였습니다. 세상을 보면 물질적으로는 편리해졌지만, 모든 것이 참으로 혼탁해졌습니다. 정신적으로는 참 살아가기 어렵고 점점 나빠지고 있습니다. 그런데 왜 신은 가만히 보고만 있는 것일까요?

만약 신이 없다면 세상이 혼탁해지는 것은 당연한 일입니다. 그러나 신이 있다면 이런 세상을 그냥 보고만 있지는 않을 것입니다. 그런데 포기를 한 것인지 아니면 고치려 하지만 고칠 만한 힘이 없는 것인지 세상은 여전히 혼탁합니다.

힘이 없다거나 혹은 이런 혼탁한 세상을 포기하고 고치려 하지 않는다는 것은 신이 불완전하다는 것입니다. 그런 신에게는 기도할 필요가 없다고 생각했습니다.

그런데 10년 전, 부처가 내 앞에 나타났습니다. 그때부터 의심할 바도 없이 신이 존재한다는 것을 알았습니다. 사람에게는 수호신이 있다는 사실을, 전에 내게 말해준 사람이 있었습니다. 그렇다면 나의 수호신은 누구인가, 과연 존재한다면 나타나주기를 바란다고 생각했습니다.

그러던 어느 날 밤, 무엇인가가 내 앞에 나타났습니다. 잠들기 직전 캄캄한 방, 이불 위였습니다.

"당신은 누구십니까?"

나는 그와 이야기를 나누었습니다. 그는 자신이 아미타불이라고 했습니다. 그래서 나는 이런 질문을 했습니다.

"예전부터 나에게 주어진 영능靈能은 대체 무엇을 위한 것입니까?"

"영능을 활용해 병으로 고생하는 사람들을 살리기 바란다."

그는 이렇게 대답해주었습니다. 그리고 이제부터 영능을 더 키운다고 했습니다.

이런 체험을 한 후부터 신은 존재한다는 사실을 깨달았습니다.

아미타불의 계시대로 되었습니다. 영을 보는 눈이 점점 커졌습니다. 현재는 병원에서 치료하지 않고 원격 치료를 하고 있습니다.

이렇듯 사람을 구하기 위해서 영능을 필요로 하는 사람에게는 내가 굳이 청하지 않더라도 신은 그 힘을 내려줍니다.

◇◆

# 냉기제거 건강법을 실천해야 도움이 된다

공부를 한다는 것은 단순히 지식을 쌓기 위한 것이 아닙니다.

세상에는 지식이 많다고 잘난 척하는 사람도 있고, 그것을 발판으로 출세하려는 사람도 있습니다. 그러나 지식 그 자체만으로는 의미가 없습니다.

이를테면 냉기제거에 대해 아무리 잘 알고 있어도 그것을 실생활에서 활용하지 않으면 아무런 효과가 없습니다. 나는 환자에게 "냉기와 음식에 주의하십시오"라고 말하지만, 이를 전혀 지키지 않는 사람이 많습니다. 주의사항을 지키지도 않으면서 치유되지 않는다고 불평만 해댑니다.

세상에는 다도와 꽃꽂이를 배우는 사람들이 많이 있습니다.

종교를 가진 사람들도 많습니다. 모두 좋은 이야기를 하고 듣습니다. 다도에서도 매우 좋은 말을 하고, 불교나 그리스도교에서도 상당히 좋은 말을 합니다.

그러나 세상에는 여전히 어려운 일이 많고, 사람들은 낯선 사람에 대해 경계를 늦추지 않습니다. 좋은 말만 듣는데도 이렇게 서로 믿지 못하고 세상이 혼탁한 것은 참으로 이상한 일입니다.

그 이유는 종교 지도자에게 좋은 이야기를 들을 때, 차를 마시기 위해 다실에 앉아 있을 때에만 효력을 발휘할 뿐 그곳을 떠나면 다 잊어버리기 때문입니다. 그 당시에는 좋아도 밖으로 한 발짝 나가면 모두 원상태로 돌아갑니다.

내가 알고 지내는 한 스님은 상당히 훌륭하신 분입니다. 매월 절에 가서 그 스님의 말씀을 듣는 사람들이 많은데, 그분들 중에 병이 생겨서 내가 알고 있는 이비인후과를 찾는 사람들이 있습니다. 그런데 그들의 행실이 참으로 나쁘다는 것입니다.

"그토록 훌륭하신 스님의 말씀을 듣고도 그것을 실행하는 사람은 거의 없더군요."

이비인후과 의사는 이렇게 말합니다.

그 외에도 불경에 기록된 어려운 글을 해석하는 박식한 학자들이 많이 있지만, 세상은 좋아지지 않고 있습니다. 그 이유는 지식만으로 끝나기 때문입니다. 불교정신 그 자체를 지혜로 받아들여서 실행하지 않기 때문입니다. 그러므로 냉기제거에 대한 이 책을 읽은 분들은 단순히 지식으로 받아들이지 말고 반드시 실행하기 바랍니다.

자연의 법칙을 따르면 건강해진다.

"사람의 마음이 병들면 자연도 병든다"

의료는 포괄과학이어야 합니다. 그런데 현대 의료는 포괄과학이 아닙니다. 그렇다면 왜 의료는 포괄과학이어야 할까요? 천식, 어깨결림, 무릎통증, 암 등은 하나의 독립된 병처럼 보이지만 환경이나 기상과도 연관되어 있기 때문입니다.

꽃가루 알레르기의 원인은 삼나무만이 아니라 노송나무도 해당됩니다. 삼나무의 꽃가루는 2월 중순에 시작되어 3월 중순이면 없어지지만, 그 무렵부터 노송나무의 꽃가루가 날리기 시작합니다.

꽃가루 알레르기가 심각하다 보니 전국에 있는 모든 삼나무를 베어야 한다고 말하는 사람도 있습니다. 그리고 이제는 노송나무까지 베어야 할 처지가 되었습니다.

6월에는 벼과의 꽃이 피기 시작해서 꽃가루를 날립니다. 7월에는 벼에 꽃이 피니 꽃가루 알레르기의 원인이 됩니다. 그렇다면 삼나무, 노송나무, 벼 모두 베어야 할까요?

이것이 환경파괴입니다. 고리에 고리를 물고 문제를 불러일으킵니다.

그런데 이런 단편적인 사고가 아니라 넓은 시야에서 봤을 때, 모든 사람이 꽃가루 알레르기에 걸리지 않는 이유는 무엇일까요? 여기에 대해서는 앞에서 기록했습니다. 냉기를 제거하여 몸이 꽃가루를 이길 수 있다면 꽃가루 알레르기에 걸리지 않습니다.

한편 양식산업이 성행하면서 해안의 맹그로브(홍수림)를 모두 베어내고 새우 등의 양식지를 만들었습니다. 맹그로브가 없어지면 이산화산소를 빨아들이고 산소를 내뿜는, 즉 공기를 깨끗하게 하는 곳이 줄어들기 때문에 사람의 건강에 나쁜 영향을 끼칩니다.

또한 양식하는 물고기를 빨리 살찌우기 위해서 먹이를 너무 많이 주면, 먹고 남은 찌꺼기가 바다 밑에 쌓이고 이것이 분해됩니다. 그러면 그것을 먹는 적조와 청조라는 플랑크톤이 발생합니다. 이들은 수중의 산소를 대량 소비하기 때문에 양식장의 물고기는 산소 부족으로 죽습니다. 이것은 인재입니다.

이러한 것을 흔히 자연의 노여움이라고 하는데 자연은 결코 노여워하지 않습니다. 단지 법칙에 따라서 움직이고 있을 뿐입니다. 그러므로 사람도 그 법칙을 따르면 이러한 재난은 일어나지 않습니다.

칼럼

# 냉기를 제거하지 않으면 병이 치유되지 않는다

**잠자는 동안 독을 잘 배출한다**

잠들어 있는 시간은 독을 배출하는 좋은 시간입니다. 편안하게 잠을 청하고 독소를 체외로 배출합시다. 발을 따뜻하게 하기 위해서는 도기로 만든 그릇에 뜨거운 물을 담아둡니다.

잠옷을 입고 면이나 실크로 된 내복 바지를 입습니다. 양말도 5~6개 정도 겹겹으로 신고, 상반신은 반소매를 입습니다.

이불과 요는 천연섬유로 된 것이 좋은데, 특히 몸에 직접 닿는 부분은 실크가 최고입니다. 이불은 하반신만 덮습니다.

전기담요는 몸의 표면은 데우지만 몸속을 냉하게 하므로 사용하지 않는 것이 좋습니다.

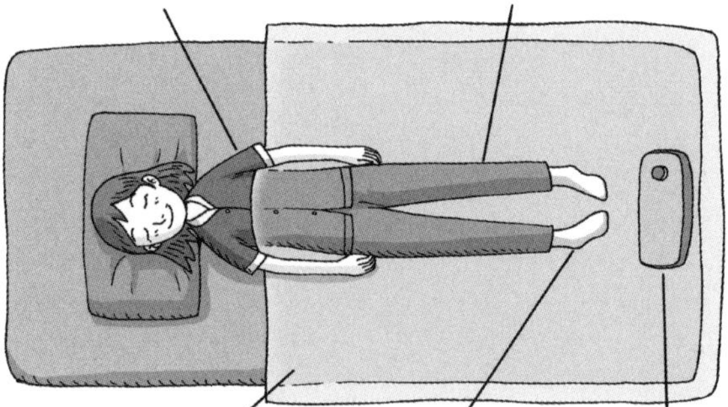

7장

# 온 가족이 실천하는 냉기제거 육아법

자식을 건강하게 키우고 싶다면

먼저 건강한 어른이 되어야 합니다.

제대로 된 사람으로 키우고 싶다면

먼저 제대로 된 어른이 되어야 합니다.

◇◆

# 어른이 건강해야 아이도 건강하다

나는 어른을 싫어합니다. 왜냐하면 세계의 모든 어른들은 자식의 입장을 생각하지 않고 자식을 낳기 때문입니다.

어른은 어른의 입장만 생각하고 자식을 낳습니다. 후계자를 얻고 싶다거나, 자식이 없으면 시어른으로부터 노여움을 산다거나, 노후가 외롭다거나, 노후의 생활이 불안하다거나 등의 이유로 자식을 낳습니다.

그다음에는 순수한 마음을 가지고 태어난 아이에게 나쁜 것을 가르치고, 나쁜 사람으로 만드는 것이 바로 어른입니다.

아이 자신의 잘못으로 인해 잘못된 어린이는 없습니다. 주변의 어른이 나빠서, 또는 육아방법이 나빠서 아이가 나쁜 사람이 되는 것입니다.

그래서 나는 어른이 싫습니다. 나는 아이들의 편입니다. 어른 중심, 인간 중심, 자기중심이 되어서는 안 됩니다. 마찬가지로 약한 아이들에게 어른의 입장을 강요해서는 안 됩니다.

좋아하는 사람이 생기면 자연스레 아이가 태어나게 됩니다. 그러면 책임감을 가지고 그 아이를 제대로 키워야 합니다. 온전한 한 사람으로 홀로 설 수 있는 마음과 능력을 아이가 가능한 한 빨리 배울 수 있도록 하는 것이 어른의 책임입니다. 그것이 부모로서 또한 어른으로서의 바른 삶입니다.

어른이 잊고 있는 명백한 하나의 법칙이 있습니다. 대부분의 경우 부모가 먼저 죽습니다. 부모가 죽고 난 다음 아이는 혼자서 살아야 합니다.

그런데 부모가 살아 있는 동안 귀여워하기만 하여 혼자서는 아무것도 할 수 없는 아이로 키워놓고 "나는 오늘 죽으니, 내일부터 너 혼자서 잘 살아야 한다"고 하는 것은 너무 잔혹한 일입니다.

이런 문제가 생기는 원인은 무엇일까요?

인간에게는 보호본능이라는 것이 있기 때문입니다. 자식을 보호하는 것은 당연한 일입니다. 하지만 그 보호의 정도는 아이의 성장 단계에 따라 조절해야 합니다.

임신하고 10개월 동안 자궁 속에서 아이를 완벽하게 보호하고, 어느 정도 성숙하면 바깥세상으로 내보냅니다. 이것이 출산입니다. 그 후에는 보호의 강도를 조금씩 줄여가야 합니다.

그러기 위해서 부모는 자신의 보호본능을 최대한 억제해야 합니다. 그러지 않고 그저 본능이 시키는 대로 아이를 보호하고 감싸기만 하면 오히려 아이를 망치게 됩니다. 즉, 과보호는 아이 인생의 독이 됩니다.

◇◆

# 잘못한 부분은 제대로 교육해야 한다

전쟁 전 세대의 부모는 아이들의 어리광을 받아주지 않고 키웠습니다. 그렇다고 그 시대의 부모가 위대했다고 말할 수는 없습니다. 그것은 살아가기가 너무 바빠서 아이들을 제대로 돌봐줄 수 없었을 뿐입니다. 부모가 바쁘다 보니 학교에서 돌아온 아이들은 일하는 데 방해가 되었으므로 밖에서 놀게 내버려두었습니다.

전쟁 후 가전제품이 발달해서 단추 하나만 누르면 빨래가 되고 밥이 되다 보니 주부들이 여유시간을 가질 수 있게 되었습니다. 그래서 보호본능을 발휘하기 시작했습니다. 자식은 부모의 마음을 따라야 한다는 생각에 아이의 인생에 간섭하게 되고, 아이들은 점점 잘못되기 시작했습니다.

여기서 가장 큰 문제는 전쟁 후에 태어나서 자란 남자들입니다. 이들은 아버지가 되고도 자식을 제대로 야단치지 못합니다. 최근의 남자들은 해부학적으로는 남자지만, 실제로는 아버지로서의 역할을 제대로 하지 못하고 또 하나의 어머니가 됩니다. 한 가정에 어머니가 둘 있는 셈입니다. 그래서 아이들은 점점 더 나빠집니다.

자식을 과보호하는 또 하나의 이유는 세상 사람들의 눈입니다. 주변 사람들로부터 엄한 부모라는 말을 듣기 싫어해서, 타인의 눈을 의식하고 자식을 제대로 교육하지 못합니다. 이것은 참으로 안타까운 일입니다. 남들이 뭐라고 하든 간에 자식을 제대로 교육시켜야 합니다.

남들의 눈을 의식하고 좋은 학교에 보내기 위해서 '공부해라, 공부해라' 강요하는 것도 좋지 않습니다. 아이들의 능력에 맞는 학교에 보내면 됩니다.

너무나 소중한 딸인지라 좋은 학교에 보내고 좋은 집안에 시집을 보내고 싶은 마음에 잔소리를 하는 것은, 결국 자신의 이익을 위한 것입니다. 결코 자식을 위한 것이 아닙니다.

자식을 열심히 공부시켜서 엘리트로 만든 부모가 있습니다.

하지만 공부만 시켰더니 아이는 의리나 정이 없는 사람으로 성장했습니다. 그 자식은 부모에게 효도하기는커녕 노부모를 귀찮게 여겨 노인시설에 보내고 자기들끼리만 잘 살았습니다.

이런 부모 중심의 교육은 결국 자식에게뿐만 아니라 부모 자신에게도 해가 됩니다.

◇◆

# 아이들은 다양한 일을 경험하면서 능력을 키운다

자식을 지나치게 간섭하고 보호하면 폐용퇴화廢用退化의 법칙이 나타납니다. 폐용퇴화란 쓰지 않으면 퇴화한다, 진화하지 않는다, 잘못된다는 것입니다.

아이들은 다양한 일을 경험하면서 다양한 능력을 키웁니다. 그런데 비바람이 들이치지 않는 온실 속에서 고생을 전혀 시키지 않고 키우면 그 싹은 자라지 않습니다. 그러므로 아이를 지나치게 간섭하고 보호하면서 키우는 부모는 아이가 무한히 뻗어나갈 싹을 전부 자르는 것과 같습니다.

아이들에게는 적당히 고생을 시켜야 합니다. 고생과 희생을 통해 무엇을 느끼고 얻을 수 있는지 아이들이 깨닫게 해야 합니다. 아이들은 그러한 경험을 함으로써 성취감을 얻을 수 있고 부모도 기쁨을 맛봅니다.

"우리 아이가 이런 일을 할 수 있게 되었다. 어제까지는 못 했는데 오늘은 할 수 있다."

부모로서 이렇게 반가운 일은 없습니다. 불가능했던 일을 할 수 있게 된 아이와 함께 기뻐한다면, 자식과 부모의 관계도 더욱 친밀해집니다. 부모와 자식 간의 단절은 없습니다.

그리고 중요한 것은 위험에 대한 교육입니다. 위험한 것을 스스로 알게 해야 합니다. 돌부리에 걸려 넘어지기도 하고 높은 곳에서 떨어져보기도 해야 합니다. 부모는 그저 아이를 지켜보고 있기만 하면 됩니다.

넘어져서 울면 "울지 말고 일어나야지"라고 말합니다. 그래도 계속 울어대면 "셋 셀 때까지 울음을 그치지 않으면 엉덩이를 때려줄 거야"라며 꾸짖습니다. 나는 자식에게도 손자에게도 그렇게 했습니다.

그러면 어쩔 수 없이 아이는 울음을 그치고 스스로 일어납니다. 어리광을 부려도 소용이 없다는 것을 깨닫고 자신의 일을 스스로 해결하는 것입니다.

이런 경험을 함으로써 아이는 스스로 위험에 대해 깨닫고, 위험에 대처하는 본능이 자랍니다. 부모가 자녀에 대한 지나친 간섭을 줄이고 아이들에게 이것저것 고생을 시키면 스스로 노력하고 연구하게 되고 인내심이 생깁니다.

◇◆

# 스스로 참을 수 있는 아이로 키운다

아이들에게는 다양한 것을 경험시켜야 합니다. 기어다닐 때는 무리지만 걷기 시작하면 편지나 신문 같은 것을 손에 들려서 "이걸 아빠에게 갖다주세요" 혹은 "엄마에게 전해주세요"라면서 심부름을 시킵니다. 그리고 "감사합니다"라고 말합니다.

아이는 자신이 다른 사람에게 뭔가 도움을 주고 있다는 것을 느끼고 한 가족이라는 의식이 싹트면서 가족에게 도움이 되고자 합니다. 하지만 이런 일들을 모두 부모가 하고 아이에게 시키지 않는다면, 아이는 가족에게 도움이 되는 일이 무엇인지 모른 채 자랍니다.

요즘은 특히 남에게 도움이 되는 일이 무엇인지도 모른 채 자

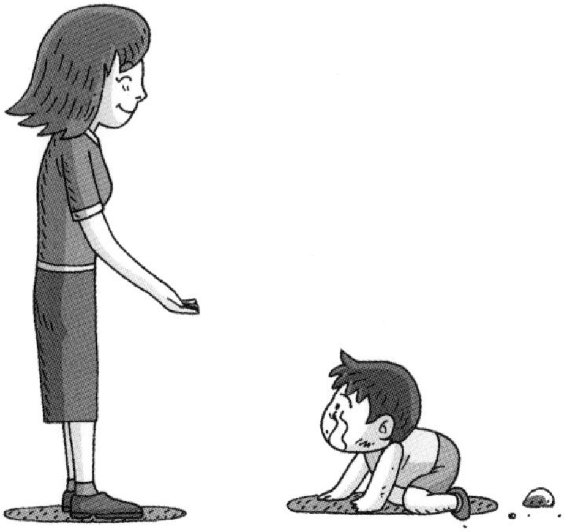

아이가 넘어져서 울어도 일으켜주지 말고 스스로 일어나도록 한다.

라는 젊은이들이 많아졌습니다.

딸아이 친구가 선을 봤는데, 상대는 모 대학의 박사였습니다. 부모들끼리 마음이 맞아서 혼담이 오가게 되었습니다. 그런데 둘이서 만났을 때 그는 농담 한마디 한 적이 없다고 합니다. 어쩌다 이쪽에서 농담을 건네도 웃지도 않습니다.

그리고 식당에 가서도 무엇을 먹을지 주문을 하지 않습니다. 여자가 먼저 주문을 합니다. 물론 계산도 하지 않아 여자 쪽에서 계산을 합니다.

친구들이랑 캠프를 가게 되었습니다. 그 친구는 운전을 할 수 있어서 조수석에 남자를 태우고 캠프장으로 갔습니다. 캠프장

가까이에 가자 길이 좁아져서 후진을 할 때는 조수석에 탄 사람이 창문을 열고 상황을 알려주어야 했습니다.

그런데 이 남자는 조수석에 앉아서 아무런 도움도 주지 않았다는 것입니다. 주차장에 도착해서 모두들 짐을 나를 때도 이 남자는 빈손으로 걸어왔다고 합니다.

물론 이 혼담은 깨졌습니다.

부모가 너무 보호해서 키우면 이렇게 됩니다.

어릴 때부터 '자식은 이렇게 키워야 한다'는 확고한 신념을 가지고 올바르게 키워야 합니다.

무엇보다도 힘든 일이 있다고 주변 사람들에게 화를 내거나 위로받을 때까지 우는 것을 용납해서는 안 됩니다. 아이들에게 인내심을 가르쳐야 합니다.

스스로 일어설 수 있으므로 일어설 때까지 기다려주어야 합니다. 아무리 아파도 참고 일어서야 한다는 사실을 스스로 깨우치게 해야 합니다.

어릴 적에 이 정도 고생도 경험해보지 못한 채 어른이 된다면 사회 속에서 다른 사람들과 어울려 살아가기가 어렵습니다.

◇◆

# 간섭하지 않고 지켜본다

아이들에게 칭찬을 많이 해서는 안 됩니다. 함께 즐기기만 하면 됩니다. 칭찬을 많이 하면 자신이 항상 칭찬받는 주인공이어야 한다고 생각하고 잘난 척하게 됩니다.

필요 이상의 간섭을 하지 않고 그저 지켜봅니다. 장난감, 과자, 돈을 함부로 주어서는 안 됩니다. 장난감 대신 빈 우유 팩과 가위를 주어 아이 스스로 자유롭게 다양한 것들을 만들게 합니다. 빈 우유 팩을 많이 모아서 함께 비행기를 만들고, 자동차를 만들고, 배를 만듭니다. 이렇게 하면 아이들의 꿈은 제대로 자랍니다.

아이들은 커다란 빈 상자에 사각형 구멍만 뚫고도 집이라면서 잘 놉니다. 우리 손자는 그것으로 3개월간이나 놀았고, 조금 모양을 바꾸어서 다시 잘 가지고 놀았습니다.

아이들은 고생을 시키면서 키우는 것이 바람직합니다. 아이가 하기에 조금 어려운 일을 시키면 스스로 생각하고 노력할 수 있는 능력이 길러집니다.

그러므로 운동이나 심부름도 조금은 어려운 것을 시킵니다. 어릴 적 어리광을 받아주면서 키운 아이는 어른이 되어 사회에 나가면 고생을 합니다.

스스로 생각할 힘도 없고, 남의 탓만 하며, 약한 자에게 화를 내고, 잘 삐치거나 노이로제에 시달리는 사람이 됩니다.

어릴 적 고생이란 무슨 대단한 것을 말하는 게 아니라 사소하지만 아이 입장에서는 다소 어려운 일을 시키라는 것입니다. '어려움을 견디어야 한다. 누구도 대신 해주지 않는다'는 사실을 아이 스스로 깨닫도록 하면 됩니다.

어릴 적에 이런 고생을 하면 어른이 된 다음 어떤 어려움에 처해도 잘 견디고 헤쳐나갈 수 있습니다. 그리고 약한 사람을 괴롭히지 않습니다.

스스로 할 수 있는 일은 스스로 하는 것이 중요합니다.

조금이라도 고생시키지 않으려고 과보호를 하며 아이를 키우면, 몸도 마음도 매우 약한 아이가 됩니다. 아이를 위한다고 하면서도 자기 마음대로 교육하는 부모가 많습니다. 부모가 해야 할 일은 가능한 한 빨리 아이가 자립할 수 있도록 돕는 것입니다. 세상을 살아가는 능력을 길러주는 일입니다.

절대로 간섭을 해서는 안 됩니다. 그러나 아이에게서 눈을 떼서도 안 됩니다. 그저 아이가 하는 것을 지켜보고 아이가 하고 싶어하는 것을 시키십시오.

아이들도 독립된 인격을 가진 사람이라는 사실을 자각하고 자식을 키우는 일이 중요합니다.

◇◆

# 아이들을 모두 평등하게 대한다

놀 때는 반드시 리듬에 맞추어서 노래를 부릅니다. 그렇게 하면 리듬감이 생기고 운동능력이 자랍니다. 다양한 움직임을 가르쳐주면 평형감각도 생기기 때문에 체육 점수가 좋아집니다. 우리 아이들은 모두 체육 점수가 좋았습니다.

같이 놀면 몸에서 독이 배출되어 아이들의 기분이 좋아집니다. 같이 놀다가 도중에 손을 놓으면 웁니다. 이때 "울면 같이 놀지 않을 거야"라고 말하면 금방 울음을 멈춥니다.

같이 놀아주면 부모에게 꾸중을 들어도 부모를 원망하지 않습니다. 원망하면 나중에 같이 놀아주지 않는다는 것을 알기 때문입니다. 부모와 자식 사이가 매우 가까워집니다.

심부름을 시킬 때는 제대로 심부름을 시켜야 합니다. 심부름을 시키면 편한 일도 있지만, 때로는 실패해서 더 귀찮아지는 경우도 있습니다. 그 뒷일은 부모가 해야 합니다. 이것이 부모의 의무입니다.

아이들은 모두 평등하게 대해야 합니다. 남자아이라고, 여자아이라고, 나이가 많다고, 혹은 적다고 차별해서는 안 됩니다. 모두 똑같이 대합니다.

초등학교 3학년 때까지의 남녀 차별은 상당히 나쁩니다. 초등학교 2학년까지는 남녀 모두가 하나의 성(모노섹스)이므로, 남자도 여자도 아닌 '어린이'입니다. 초경이 시작되면 여자가 되고, 남자가 됩니다. 그 전까지는 여자·남자를 구분해서는 안 됩니다. 또한 형이라고, 동생이라고 차별해서도 안 됩니다. 평등하게 대하는 것이 중요합니다.

예의를 가르칠 때는 '잘난 척하지 마라, 괴롭히지 마라, 남에게 피해를 끼치지 마라'를 중심으로 지도합니다. 남에게 피해를 끼쳐서는 안 됩니다. 부모에게도 마찬가지입니다. 스스로 할 수 있는 일은 스스로 하게 합니다. 물론 사용한 물건은 꼭 제자리에 두도록 합니다.

그리고 훈육도 합니다. '잘난 척하지 마라, 괴롭히지 마라, 남에게 피해를 끼치지 마라'는 법칙을 지키지 못했을 때, 하지 말라고 해도 계속 했을 때, 셋을 셀 때까지도 울음을 그치지 않았을 때는 엉덩이를 때립니다.

때리는 대신 간질이는 방법도 있습니다.

"말 안 들을 거야?"

"싫어."

"그럼 간질일 거야."

그렇게 하면 대개 3초 내로 말을 잘 듣습니다. 간질이면 심호흡을 할 수 있어서 몸에도 좋고, 부모와의 관계도 친밀해집니다.

◇◆

# 부모가 먼저 모범을 보인다

인생에는 아픈 일, 힘든 일이 많이 있습니다. 어른이 된 다음의 힘든 일에 비하면, 학교 다닐 때까지의 힘든 일은 아무것도 아닙니다. 그때 '참을성'을 배웁니다. 말로만 참으라고 해서는 안 됩니다.

"우는 것은 안 돼", "싫으면 그만둬", "하지 않으면 같이 놀아주지 않을 거야"라면서 엉덩이를 때립니다. 엉덩이는 때려도 됩니다. 간혹 학생을 때려서 상처 입히는 선생이 있는데 그것은 훈육이 아니라 학대입니다.

학생들이 '선생님의 말을 듣지 않은 것은 우리 잘못이었다'라고 생각하게끔 하고, 상처를 입히지 않는 것이 진정한 훈육입니니다. 아이들을 위해서 야단을 치면 아이들은 원망하지 않습니다. 그러나 선생 자신을 위해서 꾸중을 하면 원망을 사게 됩니다.

아이들은 3~4세 정도 되면 '생각한다', '어려운 일이라도 스스로 해결한다', '힘든 일이 있어도 참는다'는 본능이 자랍니다. 그럴 때 한 번도 울리지 않고 곱게 키운 아이들은 참을성이 없는 사람이 됩니다.

20세가 되어도 30세가 되어도 참을성이 없는 어른이 됩니다. 원하는 것은 무엇이든 무조건 손에 넣어야만 하는, 그것을 위해서는 남을 해쳐도 된다는 생각을 가지는 그런 사람이 됩니다.

모든 것은 어릴 적 육아에 문제가 있습니다.

말로만 참으라고 해서는 안 됩니다. 실제로 그것을 가르치고 고생시켜야 합니다. 어려움에 부닥치게 하고 그것을 잘 극복하면 함께 기뻐합니다.

그때 무조건 잘했다거나 똑똑하다고 함부로 칭찬해서는 안 됩니다. 지나친 칭찬은 자칫 아이들을 오만하게 하고 현실에 만족하게 만듭니다. 그러므로 칭찬할 때도 주의해서 꼭 필요한 경우에만 칭찬해야 합니다.

또한 나는 우리 아이들에게 공부하라는 말을 한 적이 없습니다. 뒤에서 3분의 1 정도의 등수였지만 그것으로도 충분하다고 생각했습니다. 공부는 스스로 하게 해야지 강요한다고 해서 성적이 오르는 것이 아닙니다. 오히려 아이들에게 스트레스만 주는 일입니다.

그런데 세상의 보통 어머니들은 자식이 50점을 맞을 때는 잔소리를 하고, 100점을 맞을 때는 함께 기뻐하기보다는 "너희 반에서 100점이 몇 명이나 되니? 너 하나라면 칭찬할 일이지만 여러 명 있다면 칭찬할 일이 아니네"라고 말하며 아이의 기를 죽입니다.

그렇게 욕심이 많은 부모라면 아이가 문제 있는 성격으로 자라는 것도 이상한 일이 아닙니다.

◇◆

# 음식을 잘 씹어서 먹으면 언어발달에 도움이 된다

아이가 말이 늦다고 걱정할 필요는 없습니다. 말은 자연히 하게 됩니다. 중요한 것은 음식을 잘 씹어서 먹는 일입니다. 잘 씹지 않으면 턱이 발달하지 않고 혀를 쓰지 않아서 언어 발달이 늦어집니다. 왜냐하면 혀가 앞으로 나와서 전모음前母音 발음이 많아지기 때문입니다.

전모음 발음이란 혀끝을 아래 앞니 뒤에 붙이고 발음하는 것입니다. 아이들의 말을 흉내 내려고 전모음 발음을 하면 됩니다. 전모음 발음이 되는 것은 턱이 좁기 때문입니다. 잘 단련하면 턱이 넓어지고 혀가 뒤로 들어갑니다.

바른 발음은 앞니에 혀끝이 가고, 그리고 구개 중간에 가고, 그

다음 뒤로 가는 단계를 거칩니다.

그래서 음이 달라집니다. 혀는 계속 사용해야 합니다. 그런데 최근에는 전부 전모음으로 말하고 있습니다. 문명국이 될수록 이 경향이 강합니다. 미국 영어는 D와 T, 그리고 L이 하나가 되어, D와 T가 점점 L이 되는 것을 회화를 듣다 보면 알 수 있습니다. 그것은 음식을 잘 씹어서 먹지 않았기 때문입니다.

고대 인도어(산스크리트)는 발음이 매우 세밀하게 나누어져 있습니다. 고대인은 딱딱한 것을 씹어야 했기 때문에 턱이 발달해서 발음을 세밀하게 나누어서 잘 할 수 있었던 것입니다.

또한 아이가 유아 발음을 하더라도 어른이 유아 발음을 따라 해서는 안 됩니다.

'까까 먹자'라는 식으로 아이들의 발음을 부모들이 그대로 따라하는 경우가 많은데, 아이들이 발음하기 힘든 단어라도 어른들은 정확한 단어를 정확한 발음으로 구사해주어야지 아이들의 유아 발음이 고쳐집니다.

◇◆

# 부모가 먼저 바른 인생관을 가진다

필요하다면 자식을 위해서 매를 들어야 합니다. 그러나 때릴 때는 몸의 한 곳을 압박하지 않도록 합니다. 특히 머리 중심에 힘이 가해지면 뇌좌상을 일으킵니다.

넘어져서 바닥에 머리를 박으면 역시 뇌좌상을 일으킬 수 있으므로 쓰다듬듯이 때립니다. 그래도 아픕니다. 아이들이 '야단 맞았다, 아프다!'라는 사실만 자각할 수 있다면 그것으로 충분합니다.

울 때는 달래지 말고 "셋 셀 때까지 그치지 않으면 때릴 거야. 하나, 둘, 셋"이라고 말합니다. 때릴 때는 반드시 엉덩이를 때립니다. 3세 때까지는 엉덩이를 때려도 되지만 4~5세가 되면 간질이도록 합니다.

10세가 넘으면 절대로 심한 말을 해서는 안 됩니다. 아이들은 3~4세 정도 되면 자신의 의사를 가집니다. 제1반항기입니다. 이때는 무리하게 말을 듣게 하지 말고, 적당하게 아이들이 할 일을 시키면서 참을 수 있는 것은 참도록 합니다.

그리고 10세 정도가 되면 자신의 의사만이 아니라 자신과 타인의 행동이나 생각을 비판하는 능력도 생깁니다. 제2반항기입니다. 이 시기는 주변을 생각하지 않고 하고 싶은 말을 주장하는, 이른바 건방진 행동을 보입니다.

좀더 성장하면 영악해져서, 말을 하지 않는 것이 더 좋다는 것을 알게 됩니다.

아이들이 이런 시기를 맞이하게 되면 부모는 정신을 똑바로 차려야 합니다. 자식은 부모를 보고 자란다고 합니다. 부모가 모범을 보이지 않으면 좋은 아이로 자라지 않습니다.

옷을 더럽히는 등 아무것도 아닌 일을 가지고 꾸중하면서, 남에게 민폐를 끼쳤을 때는 모른 척하는 부모가 많습니다.

꾸중을 하는 일은 필요하지만 무엇을 꾸중하고 무엇을 참아야 하는가, 이것은 부모의 인생관에 따라 다릅니다. 부모가 올바른 인생관을 가지지 못하면 꾸중해야 할 때는 꾸중하지 못하고, 꾸중하지 않아도 될 때는 꾸중을 해서 아이가 비뚤어집니다.

어른이 신경을 많이 써야 합니다. 그러기 위해서는 항상 공부하고 올바른 인생관, 올바른 삶을 살아야 합니다.

◇◆

# 아이와 놀 때는 이불 위에서 함께 뒹굴어본다

갓난아기가 잠을 자다가 갑자기 우는 것은 발이 차기 때문(윗도리는 많이 입히고 맨발)이거나 혹은 운동 부족 때문입니다.

3시간마다 우유를 먹여야 한다고 잠든 아이를 깨워서 먹이는 어머니가 있는데 그럴 필요는 없습니다. 아이가 잠에서 깬 다음에 먹이십시오.

배가 고파서 울면 잠시 울게 두었다가(좋은 운동이 됩니다) 먹입니다. 아이는 어느 정도 울게 두어도 괜찮습니다.

- 과식의 독을 배출하기 위해서는 관절을 움직입니다. 팔을 잡고 흔들거나 다리를 잡고 움직입니다(그림 1).

(그림 1)

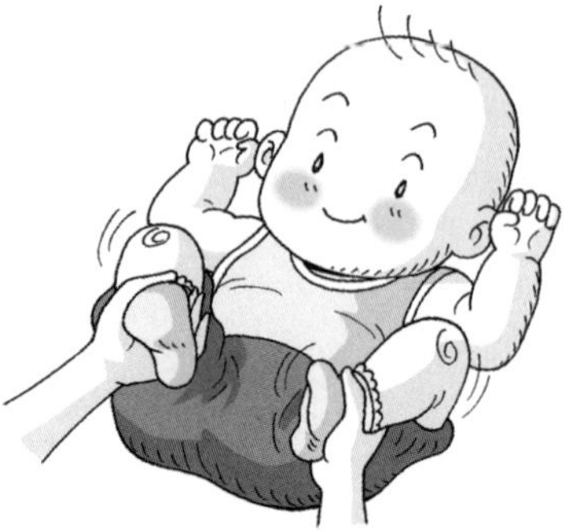

(그림 2)

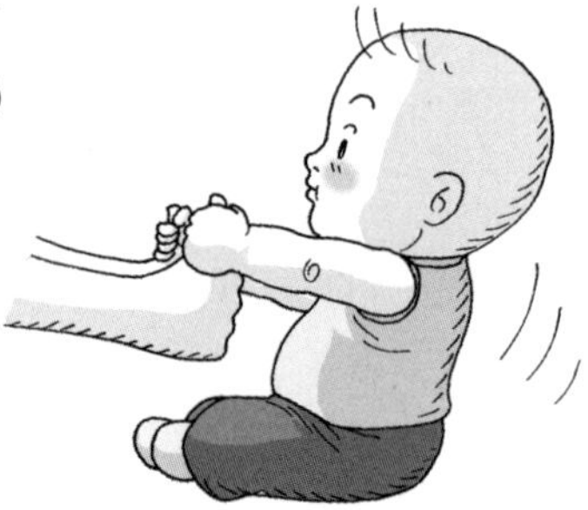

(그림 3)

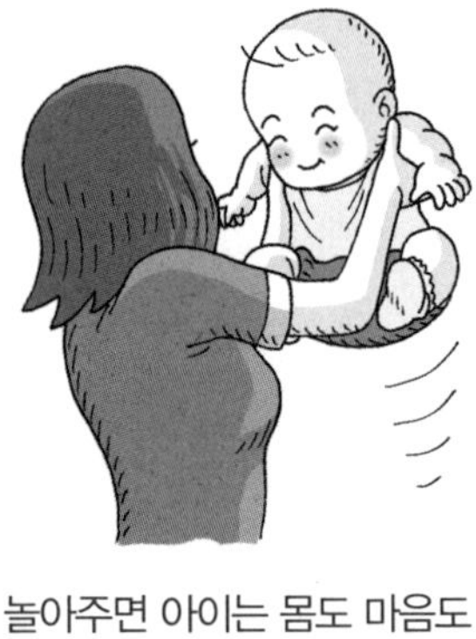

아이와 함께 놀아주면 아이는 몸도 마음도 건강하게 자란다.

- 자신의 엄지손가락을 아이에게 잡게 하고 팔을 천천히 당깁니다. 익숙해지면 아이는 손을 잡는 것만으로도 무척 즐거워합니다(그림 2).

  몸을 움직이게 하면 아이는 즐거워하고 운동 부족이 해소되어 밤에 잠을 잘 잡니다. 어머니도 잠을 푹 자게 되니 아이와 여유로운 시간을 가질 수 있습니다.
- 뒤집을 수 있게 되면 안고 흔들거나(그림 3) 올렸다 내렸다 합니다. 아이를 올렸다 내렸다 하면 어머니도 운동이 되고, 모자간에 더욱 친밀해집니다. 아이와 놀 때는 이불을 펴놓고 함께 뒹굽니다.

◇◆

# 아이가 활발하게 움직이도록 한다

- 목에 힘이 생기면 양손을 잡고 그네 태우기를 하고, 두 다리를 잡고 점프를 시키기도 합니다.
- 발에 힘이 생기면 마치 등산을 하듯이 어머니의 몸을 오르게 합니다. 그때 엄지손가락을 잡게 합니다.
- 어머니의 무릎 위에 세우고 다리를 잡아줍니다.
- 엎드려 팔굽히기 하는 포즈를 취하게 한 다음, 양 다리를 잡고 팔 힘으로 걷게 합니다.
- 목말을 태우고 어른이 몸을 흔듭니다. 그러면 아이는 평형감각을 익힐 수 있습니다.

이외에 다른 방법으로도 놀아보십시오.

갑자기 움직임이 심한 동작은 하지 마시고, 조금씩 많이 움직입니다. 이렇게 놀다 보면 움직임에 대해서 용기가 생기고 두려워하지 않습니다. 운동신경이 생기고 근육이 강해집니다.

남자아이나 여자아이나 관계없이 이렇게 활발하게 움직이면서 놀아주십시오.

◇◆

# 아이와의 약속은 반드시 지킨다

아버지는 일찍 집을 나가고 밤늦게 들어오십니다. 아이의 얼굴을 보지 못할 뿐 아니라 이야기할 시간도 없습니다. 이렇게 아버지의 역할을 제대로 하지 못하는 아버지가 상당히 많습니다.

아이가 조르면 간혹 좋은 아빠가 되려고 "다음 일요일에는 놀이 공원에 가자"라며 가볍게 약속을 합니다. 그러나 바쁘다는 이유로 그 약속을 무시합니다. 아이와의 약속은 반드시 지켜야 합니다. 그러니 다음 일요일에 공원에 간다는 약속 같은 것을 해서는 안 됩니다. 갈 생각이 있어도 가기 하루 전에 말하면 됩니다. 확실하게 갈 수 있을 때 말합니다.

어른들은 일 때문에 일주일 후의 일을 예측할 수가 없습니다.

간다고 약속하고는 막상 그날 가지 못하는 이유를 아이들은 이해하지 못합니다. 아이들은 일주일 전에 말하지 않아도 금방 준비할 수 있습니다. '가자'라고 말하고 그냥 데리고 나가면 됩니다.

자식을 몸과 마음이 정상인, 제대로 된 사람으로 키우고 싶다면, 먼저 부모 자신이 제대로 된 사람이 되어야 합니다. 자신은 과자를 먹으면서 텔레비전을 보고, 전자레인지로 데운 음식을 가족들에게 먹이면서 남은 시간에는 오락을 합니다. 그러면서 아이들에게는 공부 열심히 해서 좋은 학교에 가라고 합니다. 그러나 그것은 무리입니다.

그럴 수는 없습니다. 최근에 늘어난 아이들의 이상한 범죄도, 실은 어른들이 이상해졌기 때문에 생기는 것입니다.

요즈음 학교에서는 진학에만 관심을 가지고, 제대로 된 인격을 가르치는 일에는 전혀 관심이 없습니다.

그러나 학교란 나쁜 점도 많지만 좋은 점도 있습니다. 어느 정도 기본적인 것은 가르칩니다. 성적이 나쁘다고 잔소리만 하지 말고 자신은 어떠했는지, 무엇을 위해서 학교에 가는지 아이들에게 잘 설명해야 합니다.

자신의 생각을 강요하지 말고 아이가 무엇을 알게 되었는지, 얼마나 자랐는지를 평가하면 됩니다.

◇◆

# 냉기제거 건강법으로 아이의 습진이 사라졌다

냉기를 제거하면 입덧도 없고 임신 경과도 정상이고 출산도 참으로 쉽게 한다는 사실을 앞에서 기술했습니다. 식사는 굳이 2인분을 먹지 않아도 되고, 특히 임신 후기에는 식사량을 줄이는 편이 좋습니다.

출산할 때도 통증이 거의 없고, 전혀 아프지 않았다는 사람도 있습니다. 대개 12시간 이내에 끝납니다. 그 후에 이완출혈이나 산욕열 같은 후유증도 없습니다. 태어난 아이도 물론 튼튼합니다.

체중은 3~3.5kg이고, 생후 1개월 후에는 보통 아이들보다 훨씬 튼튼합니다. 그리고 밤에 깨서 우는 일도 없습니다. 키우기

쉬운 아이가 태어납니다.

태내에 있을 때 어머니가 담배를 피우거나, 시어머니와 사이가 나쁘거나, 부부싸움을 하면 스트레스와 마음의 독이 쌓입니다. 그 독을 배출하기 위해서 생기는 것이 발진입니다. 생후 일주일이 지나면 아이의 이마와 뺨에 습진이 생깁니다. 그것을 약으로 막아서는 안 됩니다. 그냥 두어야 합니다.

냉기제거 건강법을 실행하는 사람이 다음과 같은 체험담을 들려주었습니다.

"여동생 아이가 습진이 생겨서 병원을 찾았는데, 의사는 비누로 목욕을 시키라고 했습니다. 그래서 그대로 했습니다. 약을 바르지 않았기 때문에 습진은 온몸에 퍼졌습니다. 아무리 배출하는 것이 좋다고는 하지만, 음식을 주의하지 않고 냉기제거도 하지 않다 보니 3개월이나 지속되었습니다. 갓난아기에게는 참으로 고통스러운 일이었을 것입니다. 그런데 양말을 신기고 10일이 지나자 습진이 사라지고 기분도 좋아졌습니다. 7개월이 된 지금, 건강하게 잘 놉니다.

제가 아는 사람 중에도 아이가 습진이 도졌다고 해서 이 이야기를 했더니 바로 양말을 신겼습니다. 그랬더니 10일 만에 온몸에 습진이 도지고, 그 후 일주일 만에 완치되었습니다."

가족들이 도무지 냉기제거를 하려고 하지 않았는데, 이것을 보고 모두 양말을 신는 좋은 기회가 되었다고 합니다.

아이는 아무것도 생각하지 않기 때문에 금방 치유됩니다. 약을 처방하지 않는 의사를 만난 것은 다행이지만, 처음부터 냉기제거를 했다면 더 가볍게 치유되었을 것입니다.

◇◆

# 잘 씹어서 먹는 습관을 어릴 적부터 길러준다

아이들의 어리광을 잘 받아주는 사람은 할아버지와 할머니만이 아니라, 최근에는 부모들도 아이의 어리광을 잘 받아줍니다. 넘어지면 "아이구 어쩌나, 아프지 마라" 하고 수선을 피우면서 과자와 장난감과 돈을 주는 것이 사랑이라고 생각합니다.

그래서 요즈음 아이들은 너무나 약합니다. 모유가 처음에는 잘 나오지 않고, 갓난아기도 처음으로 빨아보는 것이라 잘 빨리지 않습니다. 그러나 열심히 빨면 힘이 생기고 폐와 심장, 그리고 턱이 튼튼해집니다.

분유를 물에 타서 우유병으로 먹이면 어려움을 견딜 수 있는 힘이 자라지 않고, 턱 힘도 약해서 딱딱한 것을 먹지 못합니다.

그러면 어머니는 "딱딱한 것을 싫어해서 먹지 않는다"고 말합니다. 하지만 '먹고 싶지 않으면 먹지 않아도 된다'는 마음을 가져야 합니다. 먹지 않는다고 연하게 만들어서 먹이다 보니, 요즘 아이들은 턱이 가늘고 턱뼈가 발달하지 않았습니다.

턱이 가늘다는 것은 턱의 폭이 좁다는 것입니다. 거기에 영구치가 나면 좁아서 고르게 잘 나지 않습니다. 최근에는 이가 고르게 잘 나지 않는 아이들이 많습니다.

문제는 그것만이 아닙니다. 딱딱한 것을 씹지 않으면 턱관절도 약해집니다. 턱관절이 약한 사람은 생명력도 약합니다. 몸이 기본적으로 약하다는 것입니다. 그러니 오래 살 수가 없습니다. 오래 살고 싶다면 딱딱한 것을 씹어서 턱을 강하게 만들어야 합니다.

대개 생후 4~5개월이 지나면 이가 나고 잇몸이 딱딱해집니다. 그리고 침을 흘리면서 사람들의 손가락을 입으로 가져가서 물기도 합니다. 이럴 때 손가락이 더럽다고 빼지 말고 그냥 물게 둡니다. 그것이 이를 위하는 것이고, 턱의 힘을 강하게 합니다.

아이에게 손가락을 물리는 것이 싫다면 다시마나 마른 오징어를 10cm 정도의 크기로 잘라서 손에 쥐어줍니다. 그러면 무엇이나 잘 먹는 아이가 되고, 턱이 튼튼해서 생명력도 강해집니다.

## 옮긴이의 말

반신욕이 유행은 유행인가 보다. 목욕탕에 가면 반신욕을 즐기는 사람들을 많이 만날 수 있다. 탕 가장자리에서 아랫도리만 담그고 땀을 흘리는 사람들이 많다. 손도 담그지 않으려고 갖은 포즈를 취한다. 팔을 머리 위에 올리기도 하고, 팔짱을 끼기도 하고, 혹은 대야를 무릎 위에 얹고 그 위에 손을 두는 사람도 있다.

모두들 가장자리에만 앉아 있다 보니 탕 속으로 들어가려고 해도 틈을 찾지 못해 망설이는 경우도 있다. 탕 속에 온몸을 담근 사람은 어쩌다 하나둘 정도 보인다. 얼마 전까지 다투어 차지했던 자리, 이른바 몸을 안마하는 물거품이 나오는 탕의 한가운데에는 아무도 없다. 물거품만 보글보글 올라온다. 이것이 최근 여탕의 모습이다. 남탕은 어떠할까?

나도 반신욕에 관한 이야기를 듣기는 들었지만, 그것이 무엇에 좋은지 이해하지 못했던 참이라 크게 관심을 가지지 않았다. 그런데 이 책의 첫 장에서 바로 이 구절을 보면서 반신욕을 바로 이해할 수 있었다.

"기에는 음기와 양기가 있는데, 음기는 위로 올라가고 양기는 밑으로 내려간다. 그것이 빙글빙글 잘 돌아가야 몸은 건강을 유지할 수 있다. 그런데 음기와 양기에는 또 하나의 성질이 있다. 음기는 찬 곳을 좋아하고 양기는 따뜻한 곳을 좋아한다. 발이 차고 상반신이 따뜻하면 양기는 위에서 밑으로 내려가지 못한다. 밑으로 내려가면 차기 때문이다. 반대로 음기는 위로 올라가지 못한다. 위쪽이 뜨겁기 때문이다. 올라가야 하는데 올라가기 싫고, 내려가야 하는데 내려가기 싫으면 기의 흐름이 정체되고 병이 생긴다."

욕탕 가장자리에서 팔짱을 끼고 땀을 흘리는 아줌마들을 보면서 그들이 과연 이러한 원리를 제대로 알고 있는지 궁금했다. 방송에서 반신욕을 말하고, 세상 사람들이 좋다고 하니 그냥 좋은 것으로 받아들이는 것이 아니라, 진정 그 의미를 알고 반신욕을 즐길 수 있다면 금상첨화일 텐데 하는 생각을 했다.

반신욕은 우리 건강을 위한 하나의 방법에 불과하다. 냉기제거라는 하나의 큰 테마를 제대로 이해한다면 우리의 건강에 도움이 될 것 같다. 신도 요시하루 선생의 냉기제거 건강법은 건강을 생각하는 현대인에게 좋은 지침서가 될 것으로 믿는다.

고선윤

**중 앙 생 활 사** Joongang Life Publishing Co.
중앙경제평론사 | 중앙에듀북스 Joongang Economy Publishing Co./Joongang Edubooks Publishing Co.

**중앙생활사**는 건강한 생활, 행복한 삶을 일군다는 신념 아래 설립된 건강 · 실용서 전문 출판사로서
치열한 생존경쟁에 심신이 지친 현대인에게 건강과 생활의 지혜를 주는 책을 발간하고 있습니다.

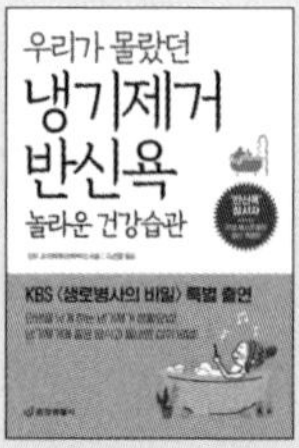


우리가 몰랐던 **냉기제거 반신욕 놀라운 건강습관** 〈최신 개정판〉

초판 1쇄 인쇄 | 2018년 10월 20일
개정초판 1쇄 인쇄 | 2024년 1월 5일
개정초판 1쇄 발행 | 2024년 1월 10일

지은이 | 신도 요시하루(進藤義晴)
옮긴이 | 고선윤(SunYun Ko)
펴낸이 | 최점옥(JeomOg Choi)
펴낸곳 | 중앙생활사(Joongang Life Publishing Co.)

대　표 | 김용주
편　집 | 한옥수 · 백재운 · 용한솔
디자인 | 박근영
인터넷 | 김회승

출력 | 영신사　종이 | 에이엔페이퍼　인쇄 · 제본 | 영신사

잘못된 책은 구입한 서점에서 교환해드립니다.
가격은 표지 뒷면에 있습니다.

ISBN 978-89-6141-321-3(03510)

원서명 | 万病を治す「冷えとり」生活療法

등록 | 1999년 1월 16일 제2-2730호
주소 | ㊐ 04590 서울시 중구 다산로20길 5(신당4동 340-128) 중앙빌딩
전화 | (02)2253-4463(代) 팩스 | (02)2253-7988
홈페이지 | www.japub.co.kr 블로그 | http://blog.naver.com/japub
네이버 스마트스토어 | https://smartstore.naver.com/jaub 이메일 | japub@naver.com
♣ 중앙생활사는 중앙경제평론사 · 중앙에듀북스와 자매회사입니다.